身体重置

50+人群逆龄健康法则

[美] 斯蒂芬·佩内里（Stephen Perrine）

[美] 海蒂·斯科尔尼克（Heidi Skolnik）　著

余茗雯 译

中国出版集团

中译出版社

图书在版编目（CIP）数据

　　身体重置：50+人群逆龄健康法则 ／（美）斯蒂芬·佩内里 (Stephen Perrine)，（美）海蒂·斯科尔尼克(Heidi Skolnik) 著；余茗雯 译.

—北京：中译出版社，2024.1（2024.3重印）

　　ISBN 978-7-5001-7513-1

　　Ⅰ.①身… Ⅱ.①斯… ②海… ③余… Ⅲ.①保健—基本知识 Ⅳ.①R161

　　中国国家版本馆CIP数据核字（2023）第175766号

著作权合同登记号：图字 01–2023–2723 号

书　　名：身体重置：50+人群逆龄健康法则
　　　　　SHENTI CHONGZHI: 50+ RENQUN NILING JIANKANG FAZE
出版发行：中译出版社
地　　址：北京市西城区普天德胜大厦主楼 4 层
电　　话：（010）68359101　（010）68357328
邮　　编：100088
电子邮箱：book@ctph.com.cn
网　　址：http://www.ctph.com.cn

责任编辑：吴　第
排　　版：北京中文天地文化艺术有限公司
印　　刷：北京盛通印刷股份有限公司
经　　销：新华书店

规　　格：710 mm×1000 mm　1/16
印　　张：18.5
字　　数：180千字
版　　次：2024年1月第1版
印　　次：2024年3月第2次

ISBN 978-7-5001-7513-1　　　　定价：68.00元

本书顾问

埃罗尔·格林（Errol Green），医学博士，注册药剂师，美国急诊医生学会会员，美国波士顿塔夫茨医疗中心急诊医学部医学助理（已退休），美国退休人士协会医疗顾问

乔丹·梅兹尔（Jordan Metzl），医学博士，美国特殊急救医院运动医学医师

史蒂文·尼森（Steven Nissen），医学博士，美国克利夫兰诊所心血管医学系主任，美国心脏病学会前任主席

道格拉斯·帕顿琼斯（Douglas Paddon-Jones），博士，美国运动医学会会员，谢里丹·洛伦茨荣誉教授，就职于美国得克萨斯大学医学分校公共卫生专业学院营养与代谢系，主要研究方向为衰老与健康

帕梅拉·皮克（Pamela Peeke,），医学博士，公共卫生硕士，美国内科医师学会会员，美国运动医学会会员，美国皮尤基金会学者（研究方

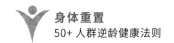
向为营养与代谢），美国马里兰大学医学助理教授，美国皮克健康生活研究中心主任

阿德里安娜·佩雷斯（Adriana Perez），博士，美国认证成人护士执业医师，美国护理专业研究院会员，美国宾夕法尼亚大学护理学院护理学副教授

特蕾莎·斯通（Theresa Stone），医学博士，美国内科医师学会会员，美国美达健康（MedStar Health）内科医师，"新鲜美好烹饪方式及生活方式医学共同体计划"项目联合创始人兼医学主任，"以生活方式医学促进健康公平（HEAL）倡议"联合主席，美国生活方式医学学院委员会主任

胡令芳（Jean Woo），医学博士，中国香港中文大学营养研究中心主任，全球大脑健康协会（由美国退休人士协会召集）成员

前 言

年过五十，小腹平坦不是梦

首先，年龄增长并不一定意味着体重也会增长。

五十岁像一个门槛，跨过去之后，人类的身体就开始走下坡路：腹部变得臃肿，肌肉开始松弛，整个人的身体素质也远不如从前。

不过，这些变化并非不可避免，而是完全可以有效预防的。事实上，只要掌握了正确的方法，我们甚至可以逆转这些变化。

步入五十岁，绝大多数人都在和自己的体重打持久战。三四十岁时我们只要采用一些常规的瘦身方法就可以减轻体重，可是现在这些方法却难以奏效了。我们明明像从前一样健康饮食，像从前一样积极锻炼，可是体重却不降反增，而且增加的速度还挺快，这到底是为什么呢？

答案就藏在本书里。阅读此书，你能学到一个已被证实且非常简单高效的瘦身妙法。有了这本书，你可以逆转增龄性体重增加和肌肉流失的进程；有了这本书，你可以让小腹恢复平坦；有了这本书，你可以避开伤痛风险、远离疾病威胁，还能预防身心健康状态的下滑。

《身体重置》这本书有别于市面上形形色色的瘦身方法，也不同于您之前读过的各种保健书籍。

《身体重置》，拥有重置全身的力量。

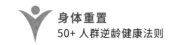
曾经很瘦，如今却苗条不再

如果你此刻正坐着，那么不妨低下头看看。

人到中年，曾经平坦的腹部一去不返。

这种变化会让你感慨万千。眼看身材日渐臃肿，这种"中年发福"会让你感觉有点儿丢脸。肚子上的脂肪会顽固地堆在我们身上，好像永远不会消失一样。更糟的是，它还可能越来越多。无论你如何锻炼和节食，吃再多营养丰富的补剂和所谓"超级瘦身食品"，脂肪都会顽固地贴在你身上。它就像一个不讲道理的三岁小孩一般，你再怎么动之以情、晓之以理，对它都无计可施。事实上，从 20 岁到 60 岁的这 40 年里，男性的内脏脂肪平均会增加 200% 以上，这些脂肪藏在腹部深处，挂在内脏四周，就像狂热的歌迷簇拥着摇滚明星，不肯散去。女性这边的情况则更为严重：内脏脂肪增加幅度高达 400%。

也许你觉得腹部脂肪的不断堆积意味着瘦身失败，或者至少意味着我们正在走向衰老。如果你真的曾经这么想过，那我要告诉你，我也有过同样的经历。

在过去的大半辈子里，控制体重对我来说是件轻而易举的事。事实上，我把研究瘦身当作一种职业。过去几十年里，瘦身领域的每个热点我都有所研究，写过相关文章或书籍。我曾与网球冠军诺瓦克·德约科维奇一起吃过无麸质面包，与赛车手丹妮卡·帕特里克一起健身，挥汗如雨。原始饮食、低脂饮食、低碳水饮食、蛋奶素食、纯素食和抗肥胖饮食……你所能想到的节食瘦身法我都亲自试过。此外，我还试过间歇性禁食法和清肠禁食法，也几乎遍尝各种有机食品和无糖食品。我曾在《男性健康》杂志社工作了近二十年，在那和同事们创造了"腰腹肌群"这个词。二十年间，我负责编辑"膳食遴选指南"专栏。这个专栏在我的手中大放异彩，从小小的食品专栏演变成系列热门图书，最后竟发展出独立的杂志和网站。作为创作者、编辑和出版商，我累计出版了许多书籍，其中有二十多本被《纽约时报》列为畅销书。

简单来说，凡是你能吃到的食物，我都能以它为题写一本书。

在我离开《男性健康》杂志的几年之后，我的生命里发生了两件大事。第一件事，我迈入了五十岁的门槛。第二件事，我加入了美国退休人士协会。

作为执行编辑，我负责《美国退休人士协会》杂志和《美国退休人士协会公报》这两份刊物的健康保健版块。协会拥有近 3800 万会员，他们对自己的健康状况和健身问题都十分关注，所以我的收件箱经常被会员们海量的书信淹没。在所有来信中，大家都反复提及同一个问题："我以前很瘦的，但现在超重了。如何恢复体型？我现在真的是无计可施。"

对于这一困扰，我太深有同感了。一直以来，我都吃得很健康，营养也很均衡，所以在四十多岁时还能穿 32 码的裤子。可现在呢，我穿不上旧衣服了，肚子也越来越大，以前的饮食和运动方式已经不管用了。

作为健康领域的新闻从业者，我深深明白"人没到肚子先到"的体型，绝不仅仅是影响外在形象那么简单。腹部脂肪是一种危险的存在，和皮下脂肪完全不同。皮下脂肪，顾名思义——"生长在皮肤之下"，可以用手指轻松捏起。但腹部脂肪却深藏在腹腔内部，包裹着我们的主要脏器。在它的增长过程中会产出引起炎症的有害物质，而动脉硬化、哮喘、自身免疫性疾病和阿尔茨海默病（即老年期痴呆的一种）等疾病与这种有害物质密切相关。这种物质的危害还远不止于此，它还会引起结肠癌、乳腺癌和

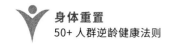

前列腺癌等癌症，同时诱发 II 型糖尿病、中风和心脏病。更糟糕的是，新冠病毒的大流行让腹部脂肪的杀伤力更上一层楼。因为腹部脂肪有一个忠心耿耿的帮凶——慢性炎症，后者是引起新冠肺炎并发症的首要因素之一。除此之外，腹部脂肪一多必然会面临超重问题。超重会增加跌滑的风险，万一发生车祸，也会增加死亡的概率。

一句话：要想夺你性命，腹部脂肪有的是手段。

面对腹部脂肪带来的健康威胁，我们这个年龄段的人需要一个专门的饮食计划来应对。这个计划应当面向全体 50+ 人群，最好简单易懂、效果显著。为此，我四处寻觅，结果却大失所望，因为专门面向 50+ 人群的饮食方案少之又少。

市面上瘦身方面的书籍数不胜数，声称自己可以"粉碎"脂肪、"融化"肚腩，甚至为我们的新陈代谢"快速赋能"，但是很少有专门为 50+ 人群量身打造的方案。现行的诸多节食法和瘦身计划，不管是风靡一时的南滩饮食法（只摄入鱼类和植物性脂肪）、30 天全食疗法（只允许吃清单上的食物），还是得到广泛认可的地中海饮食（饮食风格清淡简单而营养全面），都是面向大众和全年龄段群体的。然而，我们 50+ 人群的体内激素水平、身体结构和消化系统都随着年纪增长发生着巨大的变化，却找不到一个专门的饮食计划帮我们适应这些改变。

美国政府似乎也对我们的需求视而不见。《2020—2025 美国居民膳食指南》（以下简称《膳食指南》）为美国国民提供膳食参考，从食品相关的产品包装到农业政策，巨细靡遗。《膳食指南》涉及不同年龄段，从牙牙学语的幼儿到朝气蓬勃的青少年，成年人群体则包含二十、三十、四十和五十岁。针对这些年龄段，《膳食指南》给出了专门而具体的健康建议，而且这些建议还按照性别进行细分。然而，《膳食指南》把我们这个年龄段的人忽略了，它只出了一套男性膳食指南和一套女性膳食指南，笼统地标注了"面向 51 岁以上人群"，没有按照年龄再次细分。这份官方指南中，一位 51 岁的中年女性和她 75 岁母亲的日常营养目标竟然是一模一样的，唯一的不同仅仅是建议后者要在 70 岁以后注意补充钙质和维生素 D。

你觉得这合理吗？

很多专门研究 50 岁及以上群体的营养专家认为，《膳食指南》里提供的建议不能很好地满足中老年人的需求，甚至还有点儿不健康，会让我们长胖。不过，振奋人心的是，科学研究发现，有一种饮食法非常适用于 50+ 群体，它有助于预防增龄性肌肉流失，逆转增龄性体重增长，还能保证我们的长期健康。

这种饮食法就是"蛋白质定时定量法"。

蛋白质定时定量法，看似平平无奇，但一项又一项研究证明它可以很好地阻止增龄性体重增长，维持体内的肌肉量并延缓自然衰老（我们认为如此）的趋势。

但是几乎没有多少人了解这一方法。

所以我开始行动了。过去的四年里，我仔细查阅了数百项研究并与众多研究人员交谈。我有个搭档叫海蒂·斯科尔尼克，他是一名营养学家和运动科学家，我们一起研究数据、交流想法。依托美国退休人士协会的海量资源支持以及协会工作人员的热情参与，在顶尖健康专家小组的指导下，首个专为 50+ 人群设计的健康计划终于应运而生。这一计划是有科学依据的，而且经过了多次测试和证明。它就是我们此时此刻正需要的，我给它命名为"身体重置"计划。

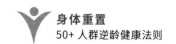
"我停掉了降压药，

胆固醇水平也回归正常了。

变瘦以后，我再次享受到买衣服的乐趣！"

伊丽莎白·伍德沃德，55岁，美国俄勒冈州泰格德市人

在 12 周后减重 22 磅（约 10 千克），共减重 30 磅（约 13.6 千克）

伊丽莎白知道自己是时候该改变一下饮食计划了。

伊丽莎白说："我有一个理想的体重目标，但现在我超重了 30 磅。"她曾经是一名运动生理学家，平时的运动量已经不少了，她每天步行 6 到 8 英里（约 10 至 12 千米），还定期去健身房。所以她意识到，这种情况下如果要减重，就必须从饮食计划入手。

"知道该怎么做和是否真的去做是两码事。"伊丽莎白告诉我们，"当我一筹莫展之时，我看到了美国退休人士协会的这个饮食计划。我就告诉自己，'好吧，既然今天看到就从今天开始，就按照这个计划试一试好了'。"在这个饮食计划的指导下，她开始留心饮食，控制分量，每天在早餐中添加蛋白质。12 周的"身体重置"疗程之后，她减掉了 22 磅，而且体重还在持续下降，即使在新冠大流行期间不能出门运动，依靠合理饮食，她也成功减重了。到今天，她已经累计减掉了 30 磅，找出几十年前的婚纱一试，竟然十分合身！她高兴地说："这下我女儿可要对我刮目相看了！"

对伊丽莎白刮目相看的还有她的医生。医生发现，在她体内，高密度脂蛋白胆固醇（即好胆固醇）水平上升，低密度脂蛋白胆固醇（即坏胆固醇）水平下降，现在两者都处于正常标准。她说："在变瘦之后，我甚至可以停用降压药。不过医生还是建议我在体重趋于稳定后重新服用少剂量的降压药。"

奇妙的是，伊丽莎白在减重过程中并没有亏待自己的胃。"我每天早上都喝杯摩卡咖啡，没有它我可不愿意起床！"她说道，"我还爱吃冰激凌，几乎每天晚上都吃，没停过。但是我在其他时候吃东西还是会注意一下的。"

不过，最妙的是，伊丽莎白的心境改变了许多。"我比以前更有活力了，心情也变得很好。变瘦之后，我找到了买衣服的快乐。因为疫情没法去逛商店挑选，我就经常网购。变瘦了以后衣服都很合身，我不用像以前那样经常退货了。"

"之前一直都居家办公，但最近我回办公室了。同事们看到我都会异口同声地问道：'哦，天哪，你怎么这么瘦了？'每个人都很好奇我是怎么做到的，而我的答案是：去读一下《身体重置》你就知道了！"

专为50+ 人群设计的健康计划

《身体重置》为你提供最前沿的科学减肥瘦身方案。它所依托的研究对象是我们这样的中老年人，不是实验动物，也不是全体大众（因为我们的身体状况和他们是不一样的。此外，从酵母菌、果蝇、啮齿类动物或者二十来岁的年轻运动员身上得出的研究结果，无法推广到50+ 群体身上）。本书揭秘了蛋白质的最佳摄取时机，只要在一天中定时定量摄取蛋白质，即使身体不再年轻，也能避免脂肪堆积、维持肌肉组织。再辅以大量的膳

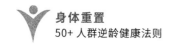

食纤维、维生素和矿物质以及健康脂肪作为补充，我们不仅可以重塑身体，还能够重塑生活。这一方法也是本书推出的健康计划的基础。

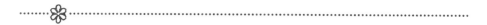

"我喜欢这本书里简明易懂的食物分组方式以及饮食建议。

这些食谱既简单又美味。"

贝丝·丹尼尔斯，57 岁，美国马里兰州银泉市人

在 12 周疗程后减重 19 磅（约 8.6 千克）

身体重置健康计划中的瘦身计划不要求坚持低碳水饮食或低脂饮食，你也无须严格计算卡路里，更不需要周期性限制进食，换句话说，想吃什么食物都可以。只要你了解了这个计划，把它融入日常生活里，就能在短短 12 周以内减掉至少 19 磅（约 8.6 千克）的体重——而且掉的绝大部分都是脂肪——同时还能维持体内肌肉量，促进新陈代谢，降低血压水平以及优化体内其他健康指标。这个计划甚至还能够大大降低你患因衰老而引起的慢性疾病的风险，更别说还能强化体质和保护大脑健康了。

阅读《身体重置》，重置全身很简单。

吃你想吃的

没有任何一项科学研究认为，为了减肥瘦身不能吃某些食物（比如豆子、西红柿、面包、牛奶或任何一种我们想吃的食物）。本书的饮食计划并非低碳水和低脂饮食法，也不是生酮饮食法。没有某一种食物是你必须吃的，也没有哪一种食物碰都不能碰。你无须每天一丝不苟地计算饮食热量，也不用每天测量身体围度。无论你是无麸质食品爱好者、蛋奶素食主义者、纯素食主义者，抑或仅仅只是讨厌茄子之类的食物，只要你觉得某些食物不是你的菜、不符合你的生活方式或者对你的身体不好，你完全可以拒绝它们。跟着《身体重置》，保证你可以吃得开心、吃得满意。

选择天然食物、符合标准的食物和日常食物

你无须专门购买价格高昂的营养补剂，也不用费尽力气去找外来的"超级瘦身食品"。走进当地超市或者探访喜欢的餐馆（甚至快餐店），你就可以找到健康美味的食物。

随时随刻，想吃就吃

我们不必斋戒，也不必断食，更无须限制自己什么时候可以吃、什么时候不可以吃。不用对自己过于严格。

"身体重置"计划由抗衰老、营养学和体重管理等领域的专家们层层把关，它不仅有益健康、效果显著，而且安全可靠，可以安心尝试。

为了测试"身体重置"计划的效果，美国退休人士协会征集了一百多名年龄为 50~75 岁的志愿者参与首批试验，他们都是协会的成员。为了遏制自己随年纪增长而出现的发胖和肌肉流失现象，这一百多名志愿者踏上了为期 12 周的健康之旅。参与者在计划指导下安排饮食和运动，不仅锻炼了肌肉，体重平均还下降了 5 磅（约 2.3 千克）以上，其中有三分之一的人体重下降超过 10 磅（约 4.5 千克）。在接下来的篇幅里，你会读到很多

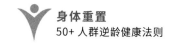
参与者的亲身经历。这些参与者和我们有着同样的困扰，但你会发现，有了"身体重置"计划，他们饮食习惯的改变变得非常简单易行，同时获益无穷。

"身体重置"计划的效果立竿见影。从我身上可以看见，从美国退休人士协会试验小组成员们的身上也可以看见。

所以，它一定可以帮到你！

又及：请大胆尝试吧！我们每周会向志愿者小组成员发送两分钟的思考练习，以帮助他们将理念转化为行动，轻轻松松重新掌控自己的健康，掌控自己的人生。这些"行动步骤"也附在本书前 12 章每一章的末尾。拿起铅笔填一填，它们会让你的健康之路更轻松。

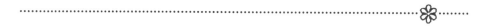

"每个人都会喜欢天然的日常食物！"

比尔·霍金斯，64 岁，美国亚拉巴马州伯明翰市人

在 12 周减肥疗程后减重 10 磅（约 4.5 千克），共减重 40 磅（约 18.1 千克）

比尔患有糖尿病，多年以来为减重伤透了脑筋。各种瘦身计划对他来说可谓是家常便饭。他说："你所知道的减肥法我几乎试了个遍，我真是尝尽了减肥的苦头啊。"但是没有一个瘦身计划能让他长久坚持下去。

对此，比尔认为最重要的原因是：大多数减肥饮食计划都不太实用，不能满足现实中的需要。他告诉我们："我读过很多节食瘦身计划，这些计划都很难坚持。它们要么是为不同年龄段的人准备的，要么是为那些能接触到昂贵少见食材的人准备的。大多数减肥计划列出来的食物我家人根本不会吃。"

但比尔觉得"身体重置"计划和那些减肥计划不一样："当看到这本书后，我知道找到了自己想要的。这里面所列的食物都是常见食物，很容易获取，这恰恰满足我的需要。我想也没有人会不喜欢天然的日常食物。"这个瘦身计划上手简单，比尔在美国退休人士协会组织的试验期间成功减重10磅，在新冠大流行期间又陆续减掉了30磅。

比尔认为自己成功减重的秘诀是多吃蛋白质。他吃的高蛋白食物越多，饱腹感就越强，因而减少了含淀粉食物的摄入，同时增加了水果和蔬菜的摄入，他不觉得饿，也不觉得被剥夺了进餐的快乐。他说："我每餐都吃得很饱，尤其是午餐和晚餐。"

比尔告诉我们他的糖尿病有所好转，他说："我现在感觉身体比以前好，血糖水平也得到控制并稳定下来，这都得益于'身体重置'计划。当然现在还不能停药，但是不必总往医院跑了。我现在每天睡得也比原来香。"

"身体重置"计划带来的十大好处

1. 放缓新陈代谢的自然减慢速度

2. 支撑免疫系统的运行，调节免疫系统的功能

3. 遏制增龄性肌肉流失

4. 预防失去自由活动能力

5. 增强大脑的认知功能

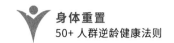

6. 保护骨骼健康

7. 保护心血管健康、控制血压水平

8. 稳定血糖水平

9. 整体改善消化系统

10. 提高身体活力，保持头脑清醒灵敏，保证参与活动的能力

"身体重置" 计划一览表

每日用餐次数

3 次（早餐、午餐和晚餐），每一餐，女性至少摄入 25 克蛋白质，男性至少摄入 30 克。同时每一餐至少摄入 5 克膳食纤维（不用担心，这很容易做到）。

每日吃零食次数

1 到 2 次，每份零食需额外为你提供 7 克以上的蛋白质和 2 克以上的膳食纤维。

多吃这些优质食物

动物和植物蛋白。你可以通过吃瘦肉、鱼、蛋、禽肉、坚果和豆类来补充日常蛋白质。如果你是严格的蛋奶素食者或者纯素食者，我们也会专门指导你，保证你的身体不缺蛋白质。

乳制品。经常食用乳制品，除了能补充蛋白质，还能补充钙、镁和维生素 D 等微量元素，它们能为身体提供关键性的营养，帮助你练出肌肉，对抗疾病。

高膳食纤维谷物、麦片、豆类和坚果。 食用这些植物性食物，你不仅可以从中获取每日所需的膳食纤维，还能保持精力充沛。它还有助于你消除脂肪、强健肌肉以及呵护肠道健康。

五颜六色的水果和蔬菜。 你现在得吃更多水果蔬菜才能获取足够的营养素，这是由于你开始衰老后，随着年龄的增长，从食物中汲取营养物质的能力已经大不如前。因此，你每天要尽可能多吃不同种类的水果蔬菜，这样才能摄入足够的膳食纤维、矿物质、维生素和其他营养物质。

健康脂肪，以及富含欧米伽 -3 脂肪酸的海产品、坚果、橄榄和鳄梨等。 每天吃两份，不仅身体会变得苗条，思维也会很敏捷。

零热量饮料。 "身体重置"计划提倡我们多多饮水。你可以选择无气饮用水和气泡水，在里面加几片水果一起饮用更佳！还可以喝茶和咖啡，但是记得不要加糖。

秘密武器。 早餐蛋白质果昔（一种果汁与牛奶的混合饮料）让你的减重之旅更顺畅。这是最简单也是最有效的方法，开启你锻炼肌肉、燃烧脂肪的一天。

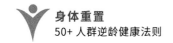

少吃这些食物

　　精加工食物和热量爆表的含糖饮料。（别误会，我不是要剥夺你的快乐。你可以在超市和购物网站上找到许许多多可以替代它们的即食食品。这些内容见本书第八章——解码超市标签）。

锻炼方式

　　选择适合你自己身体和生活方式的锻炼方式，像散步、跑步、骑自行车、徒步旅行或者在屋里跳跳舞都很不错。还可以再加上一些力量训练和抗阻训练。一周锻炼 5 天左右，每天大概锻炼 30 分钟。（日常锻炼越是容易完成，就越容易融入你的生活。关于锻炼的内容见本书第十二章——"身体重置"健身计划。）

　　至于其他花里胡哨的噱头，诸如饮食阶段、饮食限制、进餐时间和"超级瘦身食品"，本书不予提供，敬请谅解。

目录
CONTENTS

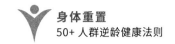

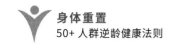

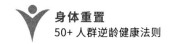

第一章

抗衰宝典：蛋白质定时定量法

营养学界令众人震惊的全新突破

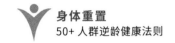

如果你正为体重增长问题深深苦恼、束手无策，我会告诉你别人也是如此。在美国 40~59 岁的群体中，43% 的人都面临超重或肥胖的困扰。而在 60 岁及以上人群里，这个数据是 41%。在西班牙裔群体和非西班牙裔的黑人群体中，这一问题严重得多，女性尤甚：54% 的黑人成年女性和 51% 的西班牙裔成年女性都被肥胖问题困扰。

为了减重，你可能已经试遍了各种各样的节食法、锻炼方式和所谓"超级瘦身食品"。过去，你瘦身可能成功过，但我敢打包票，到了这个年纪，你原来减掉的体重又回到身上了，甚至比没减时还增加了不少。据一项超过 8800 人参与的研究显示，借助节食法减过肥的人反而会比没接触过节食法的人更容易长胖。换句话说，你试过的节食法越多，长胖的可能性就越大。

为什么会这样呢？这是由于传统的减肥饮食方法会在三个方面刺激我们的身体，让我们变得反而更容易发胖。

第一，由于限制热量摄入，传统的饮食法会给身体传递出一个错误的信号，那就是："饥荒"来了，要准备好挨饿了！身体接收到这样的信号之后，会自动停止静息代谢，让你在睡觉、看电视，或者静坐在电脑前时，不再像以前一样消耗热量。通过减少热量摄入、少吃一餐或者节制饮食，你的确可以减掉一些肉，不过也只是一时奏效。因为这种瘦身方法其实是以你的静息代谢为代价，其结果是身体燃烧的热量一天少似一天。一旦停止限制摄入，体重就会飞速反弹。

"知道自己该吃什么后，瘦身竟变得如此简单。

我彻底改变了自己的饮食习惯。"

特雷西·艾尔克伯格，55岁，美国华盛顿人

在12周瘦身疗程中减掉了9磅（约4千克）

第二，当我们节食减肥时，甩掉的不仅仅是脂肪，还丢掉了肌肉。绝大多数人会在减肥过程里流失一定的肌肉，然而肌肉可比脂肪有用得多，因为肌肉能够促进新陈代谢。45岁以后，肌肉流失就成了一个大问题。我们在日常生活里必须保护好肌肉，肌肉可以阻止内脏脂肪过度增长。反过来说，流失的肌肉越多，增加的内脏脂肪就越多。

第三，也许也是最重要的一点。市面上的节食减肥法大多缺乏针对性，并不是专门为50+人群设计的。人到中年以后，身体情况可就大变样了。

但请注意：这种变化并不一定是坏事。当我们步入中年，事实上，身体更像经历了一次更新换代。打个比方，如果说年轻时的身体像一辆大排量汽车，马力强劲，只需要普通燃油就能工作。那么现在的我们，已经升级成了豪华版跑车，性能更佳，但是对油品也更挑剔。

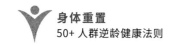

知识小贴士

随着年岁增长，身体将蛋白质转化成肌肉的能力显著下降，这种现象被称为"合成性阻抗"。这一过程早在我们三十岁时就已经初现端倪，并随着年岁增长而不断加快。由于身体面临增龄性肌肉流失的威胁，对于蛋白质的需求也大幅度上升。最新研究表示，五十岁后，身体比在二三十岁时更需要补充蛋白质，而且《膳食指南》中所建议的蛋白质日摄食量远远不能满足我们现在的需求。补充蛋白质可不仅仅是在晚餐加块牛排就能解决问题。每一餐我们都要尽可能增加富含蛋白质的食物，这样才能保护肌肉、延长寿命。科学研究表明，拥有强健肌肉的中老年人，患肥胖、心脏病和痴呆的风险会大大降低。

中年以后，人体从食物中吸收营养的能力下降，因此我们要关注食物的营养密度，了解食物的热量和营养。营养密度指食品中以单位热量为基础所含重要营养素（如蛋白质、维生素和矿物质等）的浓度。就算我们膳食中有足量的维生素 D、B12，以及钙、镁等微量元素，但现在，它们在我们 50+ 人群的身体中的吸收难度变得越来越大。而这些营养素对我们保持肌肉健康、防止脂肪堆积起着至关重要的作用。因此，中老年人要积极补充蛋白质，多摄入乳制品，还要多吃水果和蔬菜。研究人员发现，中老年人吃的水果蔬菜越多，肌肉流失的速度就越慢。

在美国，人均每日摄入的膳食纤维仅为 16 克左右，这个摄入量低到没法帮我们稳定体重。膳食纤维摄入少了，甩掉脂肪就变难了。一项针对患有代谢综合征人群的研究发现，在不节食的情况下，每天摄入 30 克膳食纤维的减肥方案，和严格执行低糖、低脂、低盐饮食且不饮酒的方案相比，两者效果竟然相差无几。令人震惊的是，美国农业部的官方指南里竟然建议中老年人减少膳食纤维的摄入！难怪我们总是瘦不下来！

人们已经对体重增减的诸多因素以及它们对 50+ 人群的影响进行了深入的研究，然而这些研究结果却没有得到大规模的宣传科普。其结果是，没有任何节食方案在设计的时候考虑到 50+ 人群身体机能与年轻人的巨大差异。而我们这本书将有力弥补这一空白！

为什么参与"身体重置"计划？
为什么选择现在参加？

我们问了很多"身体重置"计划试验小组的成员：你为什么来参加这个项目？

下面是他们的回答：

- "我打算七月份举办婚礼，所以在婚礼之前得瘦 10 磅（约 4.5 千克）下来。"
- "我的理由很简单，想健健康康陪伴孙子孙女长大。"
- "今年夏天我打算徒步旅行，瘦下来之后我的耐力应该有所提升，也会玩得更开心。"
- "我得了 Ⅱ 型糖尿病，想试试这个计划能不能控制和降低糖化血红蛋白水平。"
- "我的减肥瓶颈期到了，无论怎么尝试，最后的十几磅就是减不下来。"

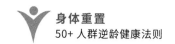
"身体重置" 计划承诺助你减重

选择"身体重置"计划和蛋白质定时定量法，你会看到身体发生的改变。这些方法并不难，遵循书中的引导照常一日三餐，就可以抵抗由年龄引起的肌肉流失。你可以尽情燃烧脂肪、减轻体重，肌肉量却不受一点影响。

蛋白质定时定量法不是什么新颖之谈，也不是骗人的把戏。它早就被证实能够保护肌肉健康、增加肌肉组织。你在年轻运动员们的训练中可以见到它的身影，运动员们用它提高运动素质、增强肌肉耐力、保持体力充沛、增加身体力量和保护心血管健康。

越来越多的事实证明，随着年岁增长，规划好蛋白质摄入时机和分量十分重要。它可不仅仅是能帮助我们跳得更高和跑得更远这么简单。

身体随着年龄增长发生变化，对于 50+ 的我们来说，使用蛋白质定时定量法大有裨益——有了它，我们能够保持体态轻盈，身子骨健朗，也不容易患病。定时定量摄入蛋白质，有益于减轻体重，还不会轻易反弹。一项针对 50 岁以上超重群体的研究发现，使用该方法一段时间后，他们不仅瘦了下来，还变得更加强壮了。

蛋白质定时定量法的科学原理如下：二十来岁时，你喝下一杯牛奶，这杯牛奶可以很容易地被身体吸收再转化为肌肉。一杯牛奶的蛋白质含量约为 8 克左右，这 8 克蛋白质就足以加速体内的肌肉合成。然而到了三十来岁，你的这一能力就会慢慢开始退化，也就是前文提到过的"合成性阻抗"。打个比方，把你喝的那杯牛奶比喻成一个动力源，对于三十岁的你来说，同样分量的动力源，却不能再像二十多岁时那样帮你启动体内的肌肉合成系统，这时候的你需要更大杯的牛奶。年纪越大，就需要更多的动力才能启动身体里"肌肉合成"的按钮。

这个问题值得留心，不容忽视，因为我们的身体在不断合成肌肉的同时，也会不断分解肌肉。要是你不能及时把吃下的食物成功转化为肌肉，一旦肌肉分解的速度超过合成速度，就会造成肌肉流失。

而当我们五十来岁时，合成性阻抗带来的危害就不堪设想了，它可能导致大量肌肉流失、造成体重增加和其他健康问题。（接下来的章节里会详述这种合成性阻抗对健康的影响，如增加人们患心脏疾病、糖尿病甚至阿尔茨海默病的风险等。）

但是这并不代表我们不能阻止这种衰减，阻止自己的肌肉流失、体重增加。合成性阻抗并非不可逆转，只要按照我说的做，你可以轻松打败它！

只要我们保证每天每餐摄入 25~30 克蛋白质，就可以像二十多岁时那样合成肌肉。这是有科学依据的，一项研究表明人如果在六十多岁时每餐摄入足够优质蛋白，再辅以抗阻训练，那么他们身体合成肌肉的能力能和二十多岁时差不多。

在这里重申一下这个观点：只要摄入足量的优质蛋白，你身体合成肌肉的能力将回到三四十年前的水平。很神奇吧，这就是"身体重置"的魔力。

顺便提一句，上面所说的观点可不是备受争议的说法，更不是天马行空的奇思妙想，而是由老年人蛋白质需求研究小组正式提出的。老年人蛋白质需求研究小组是一个由众多老年疾病学家和营养学家组成的协会，他们建议中老年人每天按照自己的体重比例摄入蛋白质，每千克补充 1~1.2 克。不过他们也表明，中老年人每餐摄入 25~30 克蛋白质就达到了自己合成代谢阈值，这么多蛋白质足以保证肌肉不流失、维持肌肉量，而这正是我们的目标。

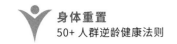
澄清一点：蛋白质定时定量法不等于某些所谓的"高蛋白饮食法"。使用这种饮食管理方案并不意味着摄入的蛋白质比平常高出很多，区别在于蛋白质摄入的时机以及浓度，但其效果却是非常显著的。

同样的，"身体重置"计划也不会有让人头痛的低卡饮食法和低脂饮食法。你爱吃什么碳水化合物就吃什么，想吃什么健康油脂就吃什么。不管是全麦面包、高纤维谷物、各种各样的豆子和米饭，还是清爽美味的沙拉、风味绝佳的水果和蔬菜，尽管放心大胆地吃。只要你掌握了蛋白质定时定量法，你就可以轻轻松松用自己最爱的食物做出营养又美味的大餐。没有哪种食物不能端上桌，也没有哪种食物是不予考虑的。[①]

实质上，要想保持清瘦和强健，我们要向优秀运动员看齐，用运动员的方法训练身体。老了之后，你的身体需求就升级了，要额外关照自己的身体，多补充优质蛋白、多吃营养价值高的食物，才能提高身体机能，保持精神焕发。在对身体额外关照下，你会发现自己各项与衰老和亚健康挂钩的指标也能得到控制，这些指标包括血压水平、胆固醇水平和血糖水平等。前文我们提到过，随着年龄增大，你的身体就犹如从普通汽车变成了豪华跑车，而这些体检指标如同你仪表盘上的指示灯——指示灯忽闪忽暗，并不是在说你的车不够好，而是在提醒你要更用心地保养车，才能跑得更快、更远。

人到中年以后，最好从早餐就开始摄入蛋白质。研究表明如果中年女性早上摄入的蛋白质低于 25 克、中年男性早上摄入的蛋白质低于 30 克，他们这一整天都会处于肌肉流失的状态。如果你习惯在早上只吃一个牛角

---

① 高蛋白饮食法可能给肾病患者带来麻烦。如果你患有相关疾病，但又有健康和营养方面的需求，请先询问医生是否需要补充蛋白质，并确定一下该摄入多少蛋白质。

面包配咖啡，或者简单地喝一碗燕麦粥配点水果，不妨试试在早餐里增添蛋白质，这将是你在 50+ 健康之路上迈出的关键一步。当然，也要考虑自己的身材需求。如果你是一名芭蕾舞者，每餐就少吃一点蛋白质；如果你是橄榄球运动员，蛋白质摄入量就要适量增加。不过，研究表明，和同龄人相比，哪怕是身体非常健康的中老年人，只要每日摄入的蛋白质少于 20克，就会出现受损反应。

我们帮你准备了许多蛋白质丰富的早餐食谱来开启你的一天，有的你可以自己动手做，有的甚至可以去快餐店买。

没时间自己做早餐，也挤不出时间去快餐店买早餐？不用担心，在本书的第十四章有 9 种早餐蛋白质果昔的食谱。这种蛋白质果昔不仅方便快捷，还非常好喝，有了它，即使你没吃乳制品，也能够维持肌肉、控制体重。

重申一下我的观点：如果你还在吃传统的健康早餐，而不额外增添蛋白质，哪怕吃的是心脏病专家建议食用的高纤维燕麦麸谷物，都称不上足够健康，尤其是对你我这样的 50+ 人群。

"我觉得我能更好地管住嘴巴和身体了。"

贝丝·丹尼尔斯，57 岁，美国马里兰州银泉市人

在 12 周的瘦身疗程中，减重 19 磅（约 8.6 千克）

"一直以来，我什么时候想瘦身就能成功瘦身，"贝丝说，"和其他人一样，我的体重经常升升降降。可是 50 岁之后，情况变了。"贝丝忽然发现

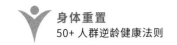
自己不再能轻松控制体重了，她想要改变这个状况。而且再过几个月就是她的婚礼，她想让自己苗条一些。

贝丝选择了《身体重置》这本书，在选择它的众多原因里，对她最有吸引力的是书中的食谱。"十年之后我估计还在用这些食谱！它们可帮了我大忙，我之前可不太会做菜。按照这些食谱做菜，我觉得我能更好地管住嘴巴和身体了。而且，这些食谱里的菜还非常好吃！"贝丝说，"这本书里有很多在餐馆里点餐的建议。"她现在去餐馆吃饭也自在了很多，因为读了这本书之后，她知道该点什么菜能够吃得既健康又营养。

几周瘦身疗程后，贝丝就感受到了自己的变化。她说："我感觉身心舒畅，睡得更香了，心情也变好了。整个人身体轻盈，走动自如。这感觉让我很振奋，让我更愿意投入其中。"

不仅如此，贝丝的外在改变之后，她发现自己体内的健康水平也有所提升。她告诉我们："智能手环测量发现我的静止心率显著降低。之前通常是每分钟跳 70 下，现在降到了每分钟 64 下。"

"身体重置" 计划能给你带来什么

如你所见，"身体重置"计划不是传统的节食瘦身法。

传统节食方案有一个明确的起止日期。方案一停止，体重下降也就停止，反弹几乎是不可避免。其结果就是你的体重像溜溜球一样上下起伏。身体重置方案则完全不同。它是一种可以持续践行终生的饮食管理方式。先帮助你踩下体重增长的刹车，再逐步将你引导上健康强化的轨道，这一方案循序渐进、易学易用，具备可持续性，将使你受益终生。"身体重置"

计划不会干预你吃多少食物，只致力于帮你探索更多健康营养的食物。你可以在生日派对上吃蛋糕，不用有太多担心和顾虑；点了比萨，也可以正大光明地吃，不必偷偷摸摸。只要确保自己摄入了身体每日所需的营养，瘦下来、壮实起来就指日可待。

"身体重置"计划不是让你不吃或少吃，而是希望你在一天里定时摄入足量的含有优质蛋白的健康食物。只要你喜欢，可以选择乳制品，比如牛奶、奶酪和酸奶等，还可以吃肉类、鱼以及禽类等。如果你是蛋奶素食者或者纯素食者，本计划也提供了相应的饮食建议。

"身体重置"计划让我们的身体更容易获取、消化和利用诸多营养物质，这些物质包括优质蛋白、膳食纤维、健康油脂、各类维生素和矿物质，尤其是钾、镁、钙等微量元素以及叶酸和维生素 D，它们都是我们的生命之源。老了以后，身体吸收和利用营养的能力下降，要想保持轻盈健美、身体健康，我们就要比年轻人多吃一点。

每天美美吃三顿正餐，再加上一顿小零食填饱肚子，才能保证身体的营养供给，才能满足食欲、抵抗饥饿，让自己心满意足。

在"身体重置"计划试验的研究中，我们发现一件神奇的事情：吃饱、吃好也可以成功减肥。使用该计划两周后，腹部脂肪开始消失。我们身体的臃肿感消失不见，心里满是期待感。每天早晨起来，感受身体变化，仿佛能看到未来健康强壮的自己正在向我们招手。

这种清晰的变化是由内而外的，我们身体内部的变化一点儿不比外部的少。我们能很直观地看到血糖水平和胆固醇水平慢慢下降。微观层面上，我们的细胞里会出现更多健康有活力的线粒体，而线粒体正是帮助我们保持活力、重返青春的微观引擎。

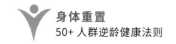
肌肉组织也会经历改变。"身体重置"计划将增加蛋白质摄入和积极锻炼相结合，只要我们坚持一段时间后，身体中从三十多岁起开始流失的肌肉将"重归故里"，身体也会变得强壮起来。

之所以会发生这样的变化，不是因为我们戒掉或者少吃了某些食品，恰恰相反，而是由于我们吃得足够，给身体供给了足够多的营养。而现代饮食文化甚至官方膳食指南却对此闭口不谈。

"身体重置"计划对你的唯一要求就是：保证自己的蛋白质和膳食纤维摄入量，尽可能多吃优质食物、健康食物。我们成功的秘密只有一个：确定"升级"后的身体需要哪些优质营养，让你每天都能轻松吸收并且吃得开心。

准备好踏上新的健康之旅，准备好和我一起重置全身吧！

行动步骤第一条

年纪慢慢增长之后，保证每天每餐（尤其是早餐）摄入 25~30 克蛋白质对我们的身体健康至关重要。有了这个目标，你可以在下面的横线上列出自己的饮食安排，确保蛋白质的摄入量。你可以翻到"快速重置全身——'N'种混合配餐法"中寻找搭配参考。（温馨提示：蛋白质可以从多种食物中获取，包括肉类、鱼类、乳制品、全麦谷物、豆类以及坚果。）如果你没什么头绪，第十四章记录了许多食谱可供参考，您可随意挑选。

早餐

1. _____

2. _____

3. _____

午餐

1. _____

2. _____

3. _____

晚餐

1. _____

2. _____

3. _____

一墙之隔，两种生活
"身体重置"与普通节食方案对比实录

琼女士今年 56 岁。

琼女士的生活方式相当健康。她坚持运动，每周会跑几次步、骑几次自行车，还会尽量多步行。她平时还非常注意饮食，按照现在流行的标准来看，她的饮食可以说是相当健康。

然而出人意料的是，即使琼女士生活方式这么健康，在四十多岁快五十岁时体重却开始增长了。尽管幅度不多，每年大概增重 1 到 2 磅，但现在已经比四十五岁生日时重了 15 磅（约 6.8 千克）。她找不出原因，也想不明白，明明自己像以前一样健康饮食，像以前一样热衷运动，怎么体

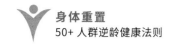
重会一直增加呢?

这到底是怎么回事?

琼女士的邻居玛丽亚女士和她同岁,但玛丽亚女士的情况和琼女士却截然不同。她的体重十分稳定,现在穿上 20 年前的牛仔裤也十分合身。她的运动时间和琼女士差不多,运动习惯也很类似。她也经常骑自行车和步行,但是不喜欢跑步,而喜欢去做一些抗阻训练,比如瑜伽和普拉提。

她们两位的饮食和健身安排也相差无几,只有一些细微的不同。前面我们提过一个问题,为什么琼女士的体重会一直增长呢?答案就藏在这些细微的差别里。让我们来看看两个人同一天的饮食对比吧!

琼女士的早餐:

燕麦粥半杯,四分之一杯蓝莓,脱脂牛奶半杯

约含 9 克蛋白质,5 克膳食纤维,总热量 205 卡

这是一份在绝大多数营养专家看来非常标准的健康早餐。琼女士摄入了足够的膳食纤维,可以帮她降低胆固醇水平,心脏病学家会很乐意看到这样的早餐。但是,琼女士在一天里的第一餐摄入的蛋白质就不足 10 克,这意味着这一天她的肌肉会出现流失,无论后面摄入多少都没法弥补。

玛丽亚女士的早餐:

橙汁果昔

约含 36 克蛋白质，8 克膳食纤维，总热量 422 卡

早餐做上一份蛋白质果昔，又快又简单，还能保证肌肉不流失。这份橙汁果昔以酸奶和香草乳清蛋白粉为主料，保证了足量的蛋白质和钙质。辅料为捣碎的橙子、桃子和香蕉，还添加了奇亚籽（一种健康食物，每100 克奇亚籽含有 30~40 克的膳食纤维）来补充膳食纤维。如果玛丽亚在午餐和晚餐继续按此标准保持蛋白质摄入量，再适量运动，她肌肉的状态将会非常好。此外，玛丽亚这一餐摄入的热量比较高，上午也不容易感到饥饿。

琼女士的零食：

燕麦能量棒，一串葡萄

约含 2 克蛋白质，2 克膳食纤维，总热量 146 卡

燕麦能量棒这种食物带着"健康食品"的光环，它们和士力架比起来确实健康一点，但也强不了太多。另外，尽管葡萄对我们的身体有益，但它却是膳食纤维含量最低的水果之一。

玛丽亚女士的零食：

半杯脱脂奶酪（脂肪含量为 2%），一杯草莓，四分之一杯混合坚果

约含 18 克蛋白质，3 克膳食纤维，总热量 307 卡

乳制品是优质零食，它不仅富含蛋白质，还富含保护骨骼的钙、镁等

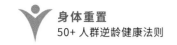

微量元素。玛丽亚女士还加了一点儿坚果和浆果补充膳食纤维。

琼女士的午餐：

一杯蔬菜沙拉（包含生菜、胡萝卜丝和黄瓜片），四分之一杯鹰嘴豆，一盎司（约 28.3 克）切达干酪，一汤匙低脂意大利调味酱，一杯番茄罗勒汤，六块小麦饼干

约含 13 克蛋白质，4 克膳食纤维，总热量 361 卡

琼女士选择这样的食谱实属无奈之举，她以前午餐常和朋友一起吃汉堡。但是随着体重增加，身体出现许多问题（在此补充一点，她的胆固醇、血压和血糖水平都比十年前高了很多），因此她现在不得不像苦行僧一样忍受这些难以下咽的低卡食物，可怜的琼女士！

玛丽亚女士的午餐：

温蒂汉堡（美国著名快餐店）的小份辣豆酱汤，半份西南牛油果鸡肉沙拉

约含 33 克蛋白质，6 克膳食纤维，总热量 425 卡

当琼女士在办公桌上独自吃减肥餐时，玛丽亚女士在快餐店和同事共进午餐。这一餐，她从豆酱汤和沙拉里获取了足量的蛋白质和膳食纤维，还从豆类、牛油果和其他蔬菜里获取了其他营养物质。对比一下琼女士，玛丽亚女士吃得又好有营养，这看起来是不是有点儿不公平？

琼女士的提神饮料：

中杯香草拿铁，加 2% 的牛奶

约含 3 克蛋白质，0 克膳食纤维，总热量 350 卡

琼女士的午餐有点儿过于"健康"，因为所含热量有限，所以她下午总是打不起精神来。为了提神，她点了一杯混合咖啡饮料。尽管她能从这杯香草拿铁里的牛奶中获取一定的蛋白质，但是香草拿铁里足足有四大勺香草糖浆，这些糖浆里一点儿膳食纤维都没有，带给她的全是热量。

玛丽亚女士的提神饮料：

一杯绿茶

约含 0 克蛋白质，0 克膳食纤维，总热量 0 卡

玛丽亚女士中午摄入的蛋白质和膳食纤维让她饱腹感满满，不必再吃零食补充能量。她喝了一杯绿茶，没有任何热量，还补充了水分。我们变老之后，保持身体水分充足也变成了一项挑战。

琼女士的晚餐：

火鸡汉堡（汉堡上面额外加一片番茄和一片生菜），一盎司（约 28.3克）干酪，一杯水煮西蓝花

约含 36 克蛋白质，5 克膳食纤维，总热量 463 卡

和绝大多数美国人一样，琼女士会在晚餐时摄入大部分的蛋白质。

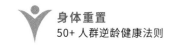
但这些对于她白天没有摄入到的蛋白质量来说，只是杯水车薪罢了。配菜中的蔬菜很不错，但她还需要再添加一点儿膳食纤维来抑制饥饿、保持健康。

玛丽亚女士的晚餐

火鸡汉堡（汉堡上面额外加一片番茄和一片生菜、两汤匙牛油果），一盎司（约 28.3 克）半脱脂马苏里拉奶酪，一杯水煮西蓝花

约含 37 克蛋白质，7 克膳食纤维，总热量 478 卡

只加了两汤匙的牛油果，就多获取了 2 克膳食纤维。简简单单两汤匙牛油果，就能保证玛丽亚女士整晚不饿。而住在玛丽亚隔壁的琼女士就没那么舒服了，她做梦都在吃冰激凌。

琼女士日总摄入：
蛋白质 63 克
膳食纤维 16 克
热量 1525 卡

玛丽亚女士日总摄入：
蛋白质 124 克
膳食纤维 24 克
热量 1632 卡

当然啦，就算琼女士做了一晚上关于冰激凌的梦，为了保持体重，第二天起床之后她一口也不会尝。事实上，她不缺冰激凌，真正缺的东西是蛋白质和膳食纤维，前者可以保护肌肉组织，后者可以对抗慢性炎症。而缺少蛋白质和膳食纤维会让她的肌肉更易流失、体重更易增长。除此之外，由于琼女士没有做抗阻训练，她就算走再多路、跑再多步、骑再多次自行

车，肌肉也不会强健起来。

一天下来，两种饮食方案会对两人产生完全不同的结果。玛丽亚女士第二天早上醒来后，可以元气满满地开启新一天，她的肌肉不会流失、体重也不会增长；而琼女士醒来以后，肌肉量比前一天减少了，脂肪却比前一天有所增加。虽然玛丽亚女士总共摄入的热量比琼女士高一些，但是由于她采用的"身体重置"方案比琼女士的更加科学，因此她可以长期保持身体健康，同时顺利控制体重。

第二章

身体在变，需求也在变

为什么我们认为 50+ 人群饮食要比年轻时更加多样化

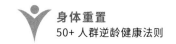

鸡蛋是餐桌上最常见的食品了。不过，你对鸡蛋又真正了解多少呢？作为一种食物，蛋类堪称完美，自然界食物链上下游的各种生物都把它作为重要的食物来源。虫鱼蛇鸟爱吃它，林中走兽也爱吃它，就连冰天雪地里的北极熊也爱吃它。更别说在美国经常光顾麦当劳的普通人了。一个优质大鸡蛋中约含有 6 克蛋白质以及人体所需的其他营养物质，如钙、维生素 D 和胆碱等。

但是，同样吃下一个鸡蛋，在每个人身体中产生的效果却是千差万别，这取决于我们的年龄。50 岁之前和 50 岁之后的身体状态完全不一样，所以当你下次拿起一个鸡蛋时，不妨换个角度想一想：炒蛋到水煮蛋，再到半生的煎鸡蛋，不同的烹煮程度就好比身体衰老的进程。本书中的知识能够帮你打赢体重控制的持久战，拥抱健康的未来。

让我们设想一个场景：你和你的孩子约好了某一天共进早餐。他叫道姆，25 岁，工作勤奋认真。他对你孝顺体贴，你也以他为荣。他的口味和你的很像——都爱吃单面煎的荷包蛋。你们点了两个蛋，配上一片全麦吐司和一杯咖啡，边吃边说着日常琐事。吃完早餐你们还闲聊了一会儿，聊天气好坏、家长里短，最后自然是你付了账，你俩走出早餐店，走到各自的车前，又晒了会太阳才拥抱道别，各忙各的去了。

你们共度同一个美好的早晨，沐浴同一片温暖的阳光，享用一样可口的早餐。但是在接下来的几个小时内，你们各自体内发生的营养代谢进程却有很大的差别。

如果了解了为什么会有这样的差别，你就知道该如何调整饮食来适应身体需求了。这不是什么晦涩深奥的尖端科技，只要对饮食稍做改变，就能实现身体重置的目标。

燃烧卡路里，是个大难题

你和道姆吃的这顿早餐里约含 270 卡的热量，约 140 卡来自两个鸡蛋，约 70 卡来自全麦吐司，另外 60 卡大约来自用于煎蛋和抹面包的两汤匙黄油。

这些热量被道姆摄入后，像雪花落在滚烫的引擎盖上一般，迅速融化进他的身体里。你就不一样了，受诸多因素影响，你的引擎可不像儿子的那样滚烫有力。

随着年龄渐长，身体的活力会自然下降。为了养家糊口，人到中年的我们不得不负重前行，步履渐慢。由于身体越来越跟不上，我们年老后大部分时间只能久坐在家，满心遗憾。再加上沉疴难愈，新病常发，腰间的赘肉渐长，我们很难从事像以前一样的体力活动。

不过，体力活动其实只消耗小部分的热量。每天我们消耗的 60% 至 80% 的热量都用于维持生命基本活动，为心脏搏动、肺部泵送氧气以及各器官分泌激素提供能量。此外，身体制造新细胞、发出神经脉冲信号甚至长出指甲这种小事都需要大量的能量。这些能量消耗占身体总能耗的比率称作"静息代谢率"（RMR）。

直到最近，人们依然认为静息代谢率会在进入中年时自动下降，但是2021 年 8 月发表在《科学》杂志上一篇名为《人类生命过程中的每日能量消耗》的研究对这一假设提出了质疑。研究员研究了来自 29 个国家的 6400

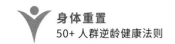
个人的数据，发现人四五十岁时细胞的增长速度和二十多岁时的差不多。实际上，研究还发现人体静息代谢率直到 60 岁以后才会以每年 0.07% 的速度持续缓慢下降。

赫尔曼·庞泽是这项研究的首席研究员，也是杜克大学进化人类学和全球健康学副教授，他对自己的研究结果同样感到十分讶异。他对美国退休人士协会介绍说："我现在四十多岁，感觉自己新陈代谢的速度正在减慢，所以我开展这项研究，希望验证一下是不是真的。但研究结果却否定了我的主观感觉。我的新陈代谢并没有变慢。"

那么，我们为什么会有新陈代谢变慢的感觉呢？

庞泽教授是《燃烧：全新揭秘如何真正燃烧卡路里、减肥和保持健康》的作者，在这方面颇有造诣。对于上面这个问题，庞泽教授答道："因为你四五十岁时的心理压力、作息时间、激素水平以及能量水平与二十多岁时完全不同。"受这些因素影响，我们每天消耗的热量会减少，而激素水平的变化又增加了平衡能量摄入的难度。以睾酮水平为例，它在我们二十多岁时达到峰值，然后就随着年龄的增长而下降。睾酮水平对减肥效果至关重要，它决定了我们摄取的热量中，有多少会转化为结实的肌肉组织，多少又会变成腹部脂肪。

你现在的身体和二十多岁时的身体相比，最直观的不同就是腰间多了一层层赘肉。赘肉与你自己改变不了的新陈代谢无关，却与另一种因素有关，而这种因素是你可以控制的。

答案就在以下的章节里。

年岁不饶人：肌肉衰减知多少？

回到上面的场景，你的孩子道姆刚吃完早餐，在一个小时内，他体内的氨基酸浓度会达到峰值，这些氨基酸正是蛋白质的主要组成部分，也是合成肌肉的基础成分。

事实上，我们可以把蛋白质看作构建整个身体的基石，因为蛋白质参与多项生理机能活动，对于身体保持青春活力、维持整体健康水平至关重要。我们的身体需要保持骨密度正常，调节血糖和激素分泌，修复受损组织，制造胶原蛋白，支撑免疫系统的运行，以及呵护头发和指甲的健康等等，这些都离不开蛋白质。

在道姆吃的这顿早餐中，他的身体从鸡蛋和全麦吐司里分别摄取了大约 12 克和 4.5 克蛋白质。这些蛋白质在道姆的身体中得到了充分利用，它们被分解成了氨基酸，经由循环系统输送到全身各处，再重新组合成新的肌肉细胞。这一过程就是蛋白质合成。

蛋白质合成是维系生命的基础。不过，正如我们在第一章中所提到过的，这一过程是在道姆年轻力壮的身体内进行；而在你的体内，情况就并非如此了。

正如上文所说，人体中的肌肉会不断地分解，同时新的肌肉也在不断地合成。如果肌肉的分解速度超过了修复速度，时间一长，最终会导致肌肉组织的流失。肌肉量随着年龄增长而逐渐流失，这种症状有一个学名，叫作"肌肉减少症"。肌肉组织减少与年岁增长有关，对于中老年人来说，这种变化每天都在改变着我们的身体。只要看一下老年人的肩部，就能窥见这一过程的影响。支撑肩膀的肌肉组织慢慢减少，力量也大不如前，因

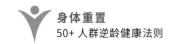

此曾经宽阔强健的肩膀也会随着年纪的增长慢慢变得窄小单薄。关于这一方面的研究结果各有侧重，但有一点是肯定的：大约从三四十岁开始，成年人肌肉量每十年会流失 3%~8%。肌肉减少症就是这一过程加剧的结果。据一份研究显示，在超过 65 岁的老年人中，72% 的男性和 44% 的女性都至少患有轻度的肌肉减少症。肌肉减少症还有一个更具威胁性的"同胞兄弟"——肌无力症。

肌肉减少症是指肌肉量和肌肉功能的下降，而肌无力症则是指肌肉力量的衰退。相比而言，人体会更快地感受到肌无力症带来的影响。据《美国临床营养学》的一项研究显示，以腿部肌肉为例，老年人肌肉力量衰减的速度比肌肉量下降的速度快 2~5 倍。肌无力症带来的影响是极其严重的，之前可以轻松完成的日常活动如今让我们感到力不从心，更别提诸如徒步旅行、骑单车，以及和儿孙在院子里玩闹追逐等往日热衷的娱乐活动了。研究表明，在 65 岁及以上的老年群体中，约有六分之一的女性和十分之一的男性无法跪下或者弯腰，也无法举起仅仅十磅重（约 4.5 千克）的物品。而这仅仅是身体开始走向衰弱的第一步而已。衰弱意味着体力下降、易得伤病，没有任何人愿意自己变成这个样子。一旦身体衰弱，受伤、残疾甚至死亡的风险都会上升。

造成肌肉力量下降的部分原因是我们日渐退化的神经系统。神经系统犹如"导线"，在身体中传递神经信号。衰老会导致神经传导效率的下降。因为肌肉力量来自神经传导的速度，年轻时，当我们对肌肉发出指令："跳！"肌肉会立刻精神抖擞地回应："想跳多高？"年老时，发出同样的指令，我们的肌肉可能只会迷迷糊糊地反问你一句："你说什么？我没听清！"

一旦肌肉开始退化，生活中的种种享受就开始离我们远去。对中老年人而言，肌肉在未来几十年里起着至关重要的作用。有了肌肉的支持，我们才能站立、行走，才能随心而动，而不必倚借旁物。毫不夸张地说：保护肌肉就意味着延长生命。一项研究发现，在 45 岁的男性当中，肌肉量最高的群体相比最低的群体，罹患心脏疾病的风险减少了 81%。肌肉量下降还可能引起体重增长，甚至导致糖尿病，这是由于肌肉量低的人，体内更有可能出现胰岛素抵抗，从而造成血糖水平升高。衰老性肌肉流失还会让人容易疲倦，影响身体平衡能力，增加老年人滑跌的风险。此外，肌肉不足会增加骨质疏松的概率，甚至造成严重残疾，同时还可能诱发痴呆。

据一份面向 4449 名 50 岁及以上人群的研究表明，无论总体健康水平好坏，肌肉力量降低都会让死亡风险增高。一旦肌肉力量水平下降，就算你平时做再多对心脏和平衡能力有益的有氧运动，也无法有效地保持健康。而肌肉的大小、力量和功能之所以下降，主要是由于我们身体处理蛋白质的能力下降了，这种下降随衰老而来，也是"身体重置"计划想要帮你努力补救的。

诚然，慢慢衰老后有许多因素影响我们，但是这些衰老带来的生理变化恰恰说明，我们现在要把自己当成娇贵的豪华跑车来呵护。要选择优质食材，在限制热量的同时尽可能多地摄入营养，还要合理安排进食时间，把身体调整到肌肉合成模式。

幸运的是，我们不必苦苦寻找那些漂洋过海而来的进口食品，也不必尝试奇奇怪怪的秘方、食材，只需合理安排日常饮食就可以帮我们维持肌肉、燃烧脂肪。现在，你只需按照"快速重置全身——'N'种混合配餐法"操作即可。这个配餐法一目了然，它随时可以为你的身体赋能。这个指南

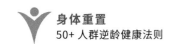

是简易版，翻到"快速重置全身——'N'种混合配餐法"可以查看完整版。相信我，在这些配餐法里你能找到自己最喜爱的食物。

行动步骤第二条

想要在每天的饮食里摄入更多营养物质，最简单的秘诀就是少吃加工食品、多吃天然食品。加工食品是指成分复杂、空有热量的食品，而天然食品是成分简单、营养丰富的食品。它们之间的差别很容易被分辨。

写下你现在可以在家里找到的三种加工食品，再分别写出三种可以替换它们的天然食品（或者天然食品组合）。

举个例子，你可以用坚果和浆果替换能量棒，用天然水果代替果酱。吃麦片时不要选择成品调味麦片，而是原味麦片，在里面加些酸奶，再倒上水果、坚果和一点儿肉桂粉也一样很美味。吃沙拉时别用成品沙拉酱，把调味品换成低卡的油醋汁。

加工食品		天然食品
把 _____	换成	_____
把 _____	换成	_____
把 _____	换成	_____

快速重置全身——"N"种混合配餐法

生在这样一个食物丰富的时代，我们很幸运。动动指尖，想要的食物就能送上餐桌；出门转转，遍地都是超市和大商场。坐拥海量的优质食物资源，只要我们细心挑选、用心组合，就能吃得既健康又营养，还不用担心长胖。

注：此处只列出部分配餐法。你可以翻到书后具体名称查看完整版，其中列出了更完整的蛋白质、膳食纤维（主要分布于蔬菜、水果与含淀粉的食物中）和脂肪的混合配比。

混合配餐两步法：

第一步，保证蛋白质。每餐摄入 25~30 克蛋白质。一天最好食用两到三份乳制品。一份 4 盎司（约 113.4 克）的肉类或鱼类能提供 14~25 克蛋白质。

第二步，多摄入膳食纤维。每餐从蔬果与含淀粉的食物里摄取至少 5 克膳食纤维。各色蔬菜应该占餐盘的一半。每天吃两到四种水果。餐食里多加一点儿全麦谷物。

扑克牌妙用

想要知道自己摄入的蛋白质是否足量，有一个肉眼可以观察的简便方法。如果想要确保蛋白质足量，每餐吃的红肉（煮熟后）要比一副扑克牌的尺寸稍微大一点儿，鱼肉（煮熟后）要比一张登机牌的尺寸大一点。

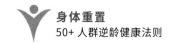
蛋白质

一天最好食用两到三份乳制品，一周最好食用两到三份富含欧米伽 -3 脂肪酸的食物（如三文鱼、金枪鱼、沙丁鱼、核桃或豆腐）。每份正餐保证摄入 25~30 克蛋白质，每份零食保证摄入 7 克。

常见食物蛋白质含量表

食物	分量	蛋白质含量（单位：克）
不加牛奶的豆类（煮熟或罐头）	半杯	8
碎牛肉肉饼（瘦肉含量 85%）	1 份（约 110 克）	21
牛肉干	1 份（约 28 克）	11
鸡胸肉	1 份（约 85 克）	24
鸡蛋	1 个	6
牛奶	1 杯	8
果仁酱（杏仁酱、花生酱）	2 汤匙	6~8
坚果	1 份（约 28 克）	4~7
三文鱼（煮熟）	1 份（约 110 克）	23
牛排（菲力牛排、上等腰肉牛排、西冷牛排、纽约客牛排、丁骨牛排）	1 份（约 110 克）	25
豆豉	1 份（约 85 克）	16
老豆腐	1 份（约 170 克）	17
金枪鱼	1 份（约 85 克）	14
火鸡胸	1 份（约 85 克）	16
火鸡汉堡	1 份（约 85 克）	16
无添加酸奶	1 杯	22

膳食纤维

每天吃两到四份水果、一杯半到两杯半的蔬菜，保证每餐至少从蔬菜、水果和含淀粉食物中摄入 5 克膳食纤维，从每份零食中摄入 2 克膳食纤维。

常见蔬菜膳食纤维含量表

蔬菜	分量	膳食纤维含量（单位：克）
洋蓟	1 份	7
西蓝花	1 杯，生	3
小圆白菜	1 杯，生	3
胡萝卜	中等大小 1 个，或 7 个小胡萝卜	2
花菜	1 杯，生	2
芹菜	3 根	2
牡丹菜	1 杯，生	1
豌豆	半杯，煮熟	4
辣椒（红辣椒、橙辣椒、黄辣椒）	1 杯，生	3
南瓜	1 杯，生	3

常见含水果膳食纤维含量表

水果	分量	膳食含量（单位：克）
苹果	中等大小 1 个	5
香蕉	中等大小 1 个	3
黑莓	1 杯	4
蓝莓	1 杯	4
樱桃	12 个	2

续表

水果	分量	膳食含量（单位：克）
葡萄柚	半个	3
橙子	1 个	4
草莓	1 杯，切片	3

常见含淀粉食物膳食纤维含量表

富含淀粉的食物	分量	膳食含量（单位：克）
糙米	三分之一杯，煮熟	1
全麦麦片	1 杯	视品牌而定
玉米	半杯	2
玉米饼（6 英寸，约 15 厘米）	1 个	1
杂粮饼干	2 个	视品牌而定
爆米花	空气炸锅炸制，两杯半	3
红薯、白薯	半个	2-3
全麦面包	1 片	2-3
全麦意大利面	1 份（约 28 克）干意大利面，或半杯煮熟的意大利面	2

第三章

科学安排每天食谱，身体重置！

一个简单易行的饮食计划

——怎么吃？为什么这么吃？

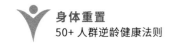
　　各位，如果你还在记录每天的热量摄取，那么现在就可以放下手中的笔了！

　　请收起你的每日食物记录本，或者从记录每天摄取卡路里的手机应用里退出。如果你现在还觉得控制饮食就必须要精确计算摄入的热量，那是时候换一种新的瘦身思路了。从现在起，别再强迫自己少吃东西，而要鼓励自己多摄入有营养的食物，多摄入高蛋白食品和乳制品（早餐尤甚），多吃各式各样的蔬菜水果，多吃全麦谷物和健康油脂，还要多喝水，这样才能更好地消化吸收掉这些营养。

　　步入 50+ 后，身体非常需要这些营养。有了这些营养，你的肌肉不会流失，体重不会随年龄增长；有了这些营养，你能健健康康地安度晚年。

　　要想成功减重，每天摄入的热量就不能超过消耗的热量。"身体重置"计划包括安排一日三餐，那些除了高热量之外毫无营养的食品会被排除在外。跟着这个计划吃，你能摄入足量蛋白质和膳食纤维，一整天不缺水分，饿得也不快；跟着这个计划吃，你能吃自己需要的食物，吃得心满意足，对其他食物的欲望也会消失。

　　要想最快找到合适的食物，你可以查看第二章中的"快速重置全身——'N'种混合配餐法"。

　　按照"身体重置"计划，一位 50+ 的女性一天将摄入 75~100 克的蛋白质和 20~25 克的膳食纤维。此外，这位女性每天会摄入约 1600 卡的热量，这比普通美国女性日均摄入的热量少了整整 600 卡。

一位 50+ 男性全天则会摄入蛋白质 90~120 克、膳食纤维 30 克。此外，他每天摄入的热量约为 2100 卡，比普通美国男性日均摄入的热量低了 300 卡。

你通常会怎么安排一日三餐呢？不妨看看"身体重置"计划是怎么让参与者吃得轻松、吃得满意的。请看下面的例子。

早餐

女性： 至少摄入 25 克蛋白质、5 克膳食纤维以及 350~450 卡热量[①]

一份煎蛋卷［两个鸡蛋打底，一盎司（约 28.3 克）低脂奶酪，一汤匙碎番茄，五片蘑菇］

一片全麦面包配两汤匙牛油果酱，再加一个橙子

男性： 至少摄入 30 克蛋白质、5 克膳食纤维以及 500 至 550 卡热量

一份煎蛋卷［两个鸡蛋打底，一盎司（约 28.3 克）低脂奶酪，一汤匙碎番茄，五片蘑菇］

两片全麦面包配四汤匙牛油果酱，再加一个橙子

现在的新闻花样百出地宣传不吃早餐的益处，声称不吃早餐就能减肥。

一日之计在于晨，早餐是一天中最重要的一餐，这在以前是尽人皆知的共识。然而情况慢慢发生了改变。"间歇性禁食"之类的节食方案风靡一

---

① 此处仅为指导性建议，不必拘泥于此数值。有时候你摄入的热量会超过建议卡数，有时会不足，这都无伤大雅。只要你吃够了蛋白质、膳食纤维和营养丰富的食物，多一些或者少一些热量都没关系。

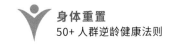

时，这类禁食法通过限制进餐次数来减少热量摄入，或者规定一周内的某几天禁食、剩下的几天正常进食。

很多研究以酵母菌、蠕虫、果蝇和一些啮齿动物等为实验对象，发现间歇性禁食法的确有利健康。但是，美国国家老龄化研究所最近表示，它对人类的健康是否有益目前尚无定论。

不过，早餐不吃蛋白质的话，接下来的一天里就会出现肌肉流失，这一点是经过实验证实的，而肌肉量减少还意味着会长更多肥肉。除了维持肌肉量，吃早餐还可以确保身体能够获得足量营养。最近的一项研究显示，同样是禁食者，不吃早餐的人比起不吃午餐或晚餐的人，获取的营养更少，饮食质量也有所降低。而另一项研究还发现，比起午餐和晚餐，我们消化早餐时会燃烧更多热量。

因此，至少在增龄性肌肉流失研究的层面上，吃早餐的重要性毋庸置疑。随着年岁增长，要是想在以后的日子里保持身体强健、精神焕发，每天早上必须吃一顿优质蛋白充足、膳食纤维丰富的高质量早餐。

写到这里，我的耳边仿佛出现了夜猫子型读者的抱怨：早上起不来怎么办？没有吃早餐的习惯怎么办？好吧，看来我要再摆一些研究数据才能说服你按时起床了。

在一项针对超重女性群体（平均年龄为 46 岁）的研究里，研究人员让两组实验者每天吃完全一样的食物。每日摄入的食物总热量为 1400 卡，实验持续了 12 周。两组人午餐的热量都是 500 卡，但是早餐和晚餐的热量有所区别。一组人早餐摄入热量 200 卡，晚餐摄入热量 700 卡；另一组则是早餐摄入热量 700 卡，晚餐摄入热量 200 卡。12 周实验结束后，早餐摄入更多热量的组减掉的重量是另一组的 2.5 倍，平均腰围也减少了 3 英寸（约为 7.6 厘米）。

问题是，除非我们头天劈了一天的柴，不然第二天早餐是怎么也吃不下 700 卡热量的食物的。不要紧，我们可以把早餐拆成两部分，先吃一点儿，过一阵子再吃些零食作为补充。只要早上多吃高蛋白和高膳食纤维的食物，把肚子填满，晚餐就不会饿到暴饮暴食。这样分配饮食有利于减重。

零食

女性和男性基本一致：至少要摄入 7 克蛋白质、2 克膳食纤维以及 250~300 卡热量

7 盎司（约 200 克）脂肪含量为 2% 的原味酸奶

0.5 盎司（约 14 克）奇亚籽

一汤匙蓝莓

研究发现，人们习惯在工作时吃零食补充能量，吃零食的高峰时间在下午两点到四点之间。"身体重置"计划则打破了这个习惯，把吃零食的时间分配到上午，这是为了确保午餐后不再摄入过多热量。

不过也不必把时间限定得太死，你完全可以按照自己的生活习惯进行调整。吃零食的时间段固然重要，但吃什么零食也同样重要，零食的选择会影响你后面正餐的食欲、饱腹感，最终关系到你的健康。

午餐

女性：至少摄入 25 克蛋白质、5 克膳食纤维以及 450~550 卡热量

墨西哥卷（原料为鸡肉或者植物蛋白、奶酪、牛油果酱、黑豆、墨西哥风味酱、莴苣、玉米粒和玉米片）

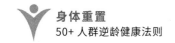

男性：至少摄入 30 克蛋白质、5 克膳食纤维以及 550 卡热量

碗装墨西哥卷（原料为鸡肉或者植物蛋白、奶酪、牛油果酱、黑豆、墨西哥风味酱、莴苣、玉米粒和玉米片）

我们很容易在吃午餐时陷入营养误区。忙了一上午，到了中午，整个人困顿不堪、精神涣散，而这一天还没过去一半。我们只想吃顿好吃的放松放松，舒缓工作的紧张。但是如果我们不是在家吃午餐，那午餐的选择就很有限了，总会有所限制。其实，在外吃午餐同样也可以吃得很好，只要你在点餐时记住摄入足够的蛋白质和膳食纤维以及其他重要营养素就行。不必担心不健康，连锁餐馆或者便利店里都有相当不错的午餐选择（具体见第九章），尽管喊上朋友或者同事一起去吧。

甜点：想吃就吃

按照"身体重置"计划安排饮食，你在一日三餐中不会再像从前一样摄入过量的添加糖。因此，如果你想在一天结束时吃一些小甜点，那就吃吧！只要控制好摄入量，并尽可能地添加一些营养物质就行。你可以买小杯冰激凌或冻酸奶（乳制品里有丰富的钙！），在上面撒一些花生碎（花生中含单不饱和脂肪和蛋白质！）和浆果（浆果富含膳食纤维和其他植物营养素！）。

要是喜欢吃巧克力，记得买可可含量高的，最好不低于 70%（现在，许多巧克力制造商会在包装上标注可可含量，即可可豆含量占整块巧克力的比例。百分比越高，营养价值就越高）。优质黑巧克力对我们的健康大有裨益。黑巧克力中没有多少糖，但却富含膳食纤维和其他植物营养素，这些物质可以帮助我们改善血管健康、降低糖尿病风险以及保护神经免受炎症所扰，甚至还能预防痴呆。

晚餐

女性和男性基本一致： 至少要摄入 5 克膳食纤维以及 400~500 卡热量，女性至少摄入 25 克蛋白质，男性至少摄入 30 克蛋白质

四盎司（约 113.4 克）烤鲑鱼

烤土豆

炒芦笋（用一汤匙橄榄油，与大蒜同炒）

饭后甜点（可选可不选，不包含在日摄入热量中）：半杯冰激凌或两盎司（约 57 克）黑巧克力

方便小零食，专为忙碌的你准备

下列几种简单方便的零食，都能给你提供至少 7 克的蛋白质，至少 2 克的膳食纤维，以及 210~300 卡的热量。

- 酸樱桃什锦麦片：两汤匙酸樱桃、两汤匙腰果、20 个开心果掺四分之一杯麦平方牌（Wheat Squares，外国品牌）麦片
- 半杯希腊酸奶加一杯黑莓和四分之一杯杏仁
- 一个中等大小的苹果加一盎司（约 28.3 克）切达干酪
- 一根中等大小的香蕉加两汤匙花生酱
- 两根中等大小的芹菜茎，两汤匙杏仁酱，一个小苹果
- 三分之一杯鹰嘴豆泥加胡萝卜片、黄瓜片和红彩椒片

我们通常会在晚餐时摄入一大半身体所需的蛋白质。尽管蛋白质是不缺了，蔬菜却达不到标准量。晚餐餐桌上最常见的蔬菜通常是各种各样的炸土豆，这对健康可没什么好处。

一项针对年龄在 45 至 79 岁之间人群的研究发现，在 8 年的实验周期里，4440 名实验者中，每周至少吃两次炸土豆的人，在实验周期内死亡的概率更大，是那些很少吃炸土豆的人的两倍。所以，晚餐要多吃各色蔬菜，尤其是绿叶菜，而炸薯条这样的食品只能偶尔尝尝。

下面有一张图展示了"身体重置"计划的饮食理念，我们想帮助你吃得轻松、美味。你可以仔细看看，了解一下自己该怎么安排饮食。

"身体重置"计划饮食说明

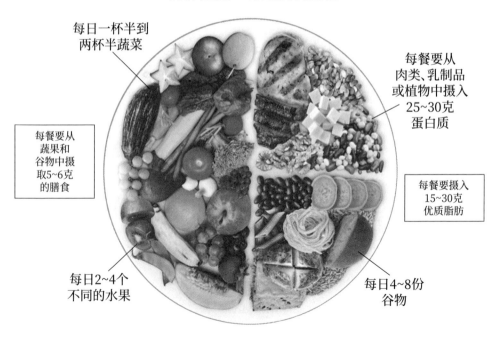

每日一杯半到两杯半蔬菜

每餐要从肉类、乳制品或植物中摄入25~30克蛋白质

每餐要从蔬果和谷物中摄取5~6克的膳食

每餐要摄入15~30克优质脂肪

每日2~4个不同的水果

每日4~8份谷物

行动步骤第三条

"身体重置"计划不是要在食物数量上做减法，而是要给饮食营养做加法。大多数情况下，只要在每餐多加一点儿蛋白质和膳食纤维，就能让这一餐的营养最大化。

回想一下你最近吃的三餐。每一餐的蛋白质够到25至30克的门槛了吗？每餐摄入的膳食纤维达到了5克吗？如果没有的话，你能加些什么进去呢？

你的餐食	加蛋白质	加膳食纤维
1. ＿＿＿＿＿＿	＿＿＿＿＿＿	＿＿＿＿＿＿＿
2. ＿＿＿＿＿＿	＿＿＿＿＿＿	＿＿＿＿＿＿＿
3. ＿＿＿＿＿＿	＿＿＿＿＿＿	＿＿＿＿＿＿＿

"身体重置"七日示范食谱

"身体重置"计划致力于让你的饮食简单方便而多样化。下面是一周七天的示范食谱，你可以参照这个食谱进食，也可以用"快速重置全身——'N'种混合配餐法"配置。配餐须遵循以下原则：

正餐： 女性每餐至少摄入25克蛋白质，男性至少摄入30克。每餐还需摄入至少5克膳食纤维。

零食： 每餐至少摄入7克蛋白质和2克膳食纤维。

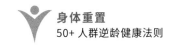
周一食谱

周日试试吃植物肉？这种食谱也很简单。

早餐

燕麦片配蓝莓和杏仁

含蛋白质 28 克、膳食纤维 9 克和热量 425 卡

零食

酸樱桃什锦麦片（两汤匙糖渍酸樱桃干、两汤匙腰果、20 个开心果和四分之一杯麦片放入塑料袋中混合摇匀）

含蛋白质 7 克、膳食纤维 4 克和热量 284 卡

午餐

让我们去奇波特墨西哥烤肉餐厅（Chipotle，美国连锁餐饮店）点一份碗装墨西哥卷（原料为香菜、青柠、糙米、黑豆、墨西哥蔬菜、鲜番茄风味酱和蒙特利杰克奶酪）

加一个橘橙（柑橘和甜橙杂交的品种）补充 1 克蛋白质、2 克膳食纤维和 45 卡热量

含蛋白质 27 克、膳食纤维 14 克和热量 645 卡

晚餐

荞麦冷面

含蛋白质 25 克、膳食纤维 6 克和热量 456 卡

周二食谱

早餐

牡丹菜元气果昔

含蛋白质 25 克、膳食纤维 7 克和热量 374 卡

零食

6 个全麦饼干，一盎司（约 28.3 克）瑞士奶酪片

含蛋白质 11 克、膳食纤维 3 克和热量 232 卡

午餐

三文鱼沙拉

含蛋白质 39 克、膳食纤维 6 克和热量 390 卡

晚餐

去波士顿食品店（Boston Market，美国连锁快餐店）吃一顿快餐。

火鸡胸肉（普通份），培根小圆白菜配玉米面包

含蛋白质 39 克、膳食纤维 7 克和热量 560 卡

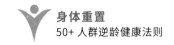
周三食谱

早餐

煎蛋卷（三个鸡蛋打底，加一份羊奶奶酪、三汤匙牛油果和四分之一杯菠菜），一又四分之一杯草莓

含蛋白质 25 克、膳食纤维 6 克和热量 394 卡

零食

半杯原味希腊酸奶，一杯黑莓和四分之一杏仁

含蛋白质 18 克、膳食纤维 10 克和热量 278 卡

午餐

不吃自带午餐了！去赛百味（Subway, 美国连锁快餐店）点个六英寸的香烤牛肉全麦三明治，加生菜、西红柿、青椒和酸黄瓜

再加一个苹果

含蛋白质 26 克、膳食纤维 10 克和热量 394 卡

晚餐

鲜嫩鸡胸肉配青菜

含蛋白质 36 克、膳食纤维 5 克和热量 309 卡

周四食谱

早餐

忙碌的早餐！去唐恩都乐餐厅（Dunkin Donuts，美国连锁快餐店）
买一份西南风味蔬菜动力早餐三明治

含蛋白质 25 克、膳食纤维 5 克和热量 420 卡

零食

一个苹果，两汤匙花生酱

含蛋白质 7 克、膳食纤维 7 克和热量 270 卡

午餐

三盎司半（约 100 克）大块水浸金枪鱼，两片全麦吐司抹上一汤匙蛋
黄酱

再加一个梨

含蛋白质 35 克、膳食纤维 8 克和热量 412 卡

还可以再加三盎司（约 85 克）小胡萝卜补充 1 克蛋白质，2 克膳食纤
维和 35 卡热量

晚餐

黑椒风味牛排配高纤维谷物加烤蔬菜

含蛋白质 42 克、膳食纤维 6 克和热量 588 卡

还可以再加一杯蒸西蓝花补充 5 克蛋白质，4 克膳食纤维和 54 卡热量

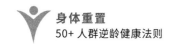

周五食谱

早餐

奶香燕麦片，配草莓和花生酱

含蛋白质 25 克、膳食纤维 5 克和热量 520 卡

零食

一个苹果，一盎司（约 28.3 克）切达干酪

含蛋白质 7 克、膳食纤维 4 克和热量 209 卡

午餐

一片全麦吐司，配半个捣碎的牛油果和四分之一杯山羊乳干酪

半杯原味脱脂希腊酸奶，配半杯黑莓

含蛋白质 27 克、膳食纤维 14 克和热量 478 卡

晚餐

让我们去橄榄园餐厅（Olive Garden，美国连锁餐饮店）吃一份香烤三文鱼配西蓝花

含蛋白质 49 克、膳食纤维 9 克和热量 495 卡

周六食谱

早餐

奶酪烤玉米饼，配炒鸡蛋、西红柿和牛油果

含蛋白质 27 克、膳食纤维 10 克和热量 485 卡

零食

一碗（约一杯半）麦片，配半杯脱脂牛奶和四分之一杯蓝莓

含蛋白质 9 克、膳食纤维 5 克和热量 225 卡

午餐

忙碌了一上午！去温蒂汉堡点个大份辣豆酱汤和恺撒沙拉

含蛋白质 30 克、膳食纤维 13 克和热量 580 卡

晚餐

芝麻鸡炒时蔬，香柠糙米饭

含蛋白质 34 克、膳食纤维 7 克和热量 498 卡

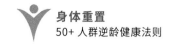
周日食谱

早餐

蛋白质能量薄饼

含蛋白质 31 克、膳食纤维 8 克和热量 434 卡

零食

一杯脱脂牛奶（脂肪含量 2%），三分之一块黑巧克力

含蛋白质 11 克、膳食纤维 4 克和热量 312 卡

午餐

辛苦工作一上午后，不如去布法罗鸡翅烧烤吧（Buffalo Wild Wings，美国连锁快餐店）一边吃饭一边看场比赛吧！点六个带骨鸡翅配干粉调料，胡萝卜水芹配低脂沙拉酱（牧场牌）

含蛋白质 32 克、膳食纤维 5 克和热量 515 卡

晚餐

什锦塔可（墨西哥传统薄玉米饼）碗，配南瓜子牛油果酱

含蛋白质 27 克、膳食纤维 20 克和热量 719 卡

第四章

掌握六大秘诀，助力身体健康

弄懂你身体的真正需要

我们前面打过一个比方，50+ 人群的身体犹如从一辆结实的普通汽车变成了升级版的豪华轿车，烧的油也要跟着升级，才能充分发挥性能。明白了身体的这种变化之后，我们就应该着手调整饮食结构，才能从食物中获取足量的营养。了解到食材选择对于中老年健康的重要性，就更要选择优质食物，让自己体态轻盈、身材健美，在未来的几十年里尽可能保持身体健康。

在这一章，我们会深入探讨为了保证营养需求，你应该多吃哪些食品，又应该少吃哪些食品？同时会告诉你为什么这些营养对于燃烧脂肪、保护肌肉和延长寿命如此重要。

"身体重置"计划的关键词是持之以恒。你的身体是否能高效运转，并不是由某一天吃的好坏所决定，而是取决于日复一日坚持下来的饮食习惯。事实上，与其把这个计划看成一种短期的节食技巧，不如把它看成一种长期的膳食管理模式。这个饮食模式的目标就是一句话：挑选优质食物，给身体输送足够的营养。

正如我们在前文中提到过的，随着年岁增长，身体吸收营养的能力已经远不如从前。但恰恰正是这个时候，我们比从前需要更多营养，尤其是维生素、矿物质以及其他植物营养素。从这个角度来看，本章内容的重要性可谓不言自明。掌握了这些秘诀，才能长期保持身体健康，而这正是本书孜孜以求的目标。

健康秘诀第一条
每餐吃 25~30 克优质蛋白质

美国农业部宣称："绝大多数国民摄入的蛋白质达标了。"从字面上来看，这句话没有什么问题。不过，设想一下：你一整天一滴水都不喝，然后在晚餐时分灌下整整一加仑（约 3.8 升）水。你这一天的饮水量的确达到了推荐的八杯。但事实上，你整个白天滴水未进，不仅精神困顿，还会有干渴脱水的风险。而且因为晚上一下喝太多水，得跑很多次卫生间，会影响睡眠。

大多数美国人摄入蛋白质的情况，就和上面喝水的例子一模一样：摄入量是达标了，但安排得不合理。典型的美式一日三餐在早餐和午餐里不太注重安排足量蛋白质，一般早餐就是麦片加牛奶或吃一两个鸡蛋，午餐则吃个火鸡三明治补充一点儿蛋白质。美式饮食会把蛋白质摄入的大头放在晚餐，吃牛排或者带骨猪排这种硬菜。总的来说，身体需要日均摄入约 90 克蛋白质，而美国式饮食将其中三分之二的分量都安排到了晚餐时间。

而据我们所了解，为了保证身体里的蛋白质合成过程顺利进行，女性每餐至少要摄入 25 克蛋白质，男性每餐则需摄入 30 克蛋白质。晚餐吃太多蛋白质对这个过程毫无用处，这是由于我们的身体在安静状态下一次只能消耗掉约 30 克蛋白质（研究发现，即使是运动的每次消耗量最高也不超过 40 克）。所以，享用一顿蛋白质超量的晚餐后，得马上去健身房锻炼，这些蛋白质才能被用来维持肌肉。不然的话，你消化不掉的这些蛋白质最终只会变成腹部脂肪。

说到热量，你会发现"身体重置"计划对于"减少热量摄入"这一主题着墨不多。是的，比起减少热量摄入，我们更关注加强营养。不过，吃过一顿高蛋白的早餐之后，饱腹感强，你就吃不下其他食品，多余热量的摄入也就随之减少了。有研究已经发现，增加蛋白质摄入能够有效地抵御饥饿感，这意味着你能忍住不去吃一些不健康的食物。在身体进行"生热作用"（身体燃烧过多热量的一种代谢方式）的过程中，比起碳水化合物和脂肪，蛋白质能够燃烧更多的热量。只要多吃蛋白质就能够抑制自己对于垃圾食品的渴望，难道我们会不希望这种神奇的力量整天发挥作用吗？

请注意，在健康秘诀第一条中，"蛋白质"前面有一个限定词，即"优质"。有些人可能补充了很多蛋白质，但是他们却没能获取人体所需的合成肌肉的营养，这种情况是存在的。出现这种情况是因为他们所补充的蛋白质不是标题中的优质蛋白质，即营养元素完整的蛋白质。

氨基酸是合成肌肉的重要成分。此处说的营养元素完整的优质蛋白质，它可以为身体输送九种重要的氨基酸，而我们的身体无法自己制造这九种氨基酸。研究表明，在合成并保持肌肉的过程中，亮氨酸可能是最重要的成分，也是由优质蛋白质所输送的九种氨基酸中的一种。

美国得克萨斯大学医学分校营养与新陈代谢系研究衰老与健康的荣誉教授——道格拉斯·帕顿琼斯说："每餐需要摄入至少 3 克亮氨酸，才能触发一系列代谢步骤来开启蛋白质合成。"帕顿琼斯教授开展了一系列的研究，探索蛋白质的类型与剂量会如何影响不同年龄群体的肌肉维持过程。在一项研究中，他的团队发现，4 盎司（约 113.4 克）瘦牛肉中大约含有 30 克蛋白质和 3 克亮氨酸，吃掉这些牛肉，年轻人和中老年人的蛋白质合成总量都提高了 50%。同时，据一份研究综述，亮氨酸可以显著改善老年人的肌肉减少症。此外，一项短期试验还发现，在健康老年女性群体中，影响肌肉蛋白质合成代谢反应的主要决定因素是亮氨酸含量，而非摄入的蛋白质总含量。

值得我们注意的是：尽管在植物性食物中也存在一定的亮氨酸，但是鸡蛋、牛肉、鱼类和乳制品等动物产品中的亮氨酸含量更为丰富。现在你明白为什么我们在本书中经常提起这些食物了吗？这些食物不仅很受欢迎，而且营养价值还很高。动物蛋白里含有所有人体需要的氨基酸，而植物蛋白中除了亮氨酸含量不足之外，赖氨酸和蛋氨酸这两种必需的氨基酸含量也较低。

尽管植物蛋白中所含的氨基酸量比不过动物蛋白，不过，蛋奶素食者和纯素食者还是有很多选择的。很多植物中都有营养元素完整的蛋白质，比如大豆、荞麦、黎麦等。半块老豆腐中大约含有 2 克亮氨酸，一餐吃上半块，就很容易达到每餐至少摄入 3 克亮氨酸的目标。

除此之外，我们还可以将不同类型的食物混合搭配，比如谷物、坚果、种子和豆类（花生、豌豆、干豌豆和扁豆等）。以确保摄入的氨基酸类型完整。很多传统的素食菜肴正是这么做的，如皮塔饼配鹰嘴豆泥、玉米配黑豆沙拉、全麦吐司配花生酱等。

对于纯素食者和蛋奶素食者而言，做好这种搭配是至关重要的。你可能听过这样一种论调，声称身体可以储存从植物性食物里获取的蛋白质，只要你在一日三餐的食谱中做好蛋白质的搭配就可以。

帕顿琼斯教授指出，这种说法是无稽之谈，没有任何科学依据。

打个比方，我们身体中维持肌肉的系统就像不停运转着的引擎，要想让它达到最佳状态，就必须给它提供充足的氨基酸。所谓"人体能够储存不同类型的氨基酸，并最终将它们合成为蛋白质"的这个说法，源于 1994 年一篇医学期刊上的文章。在那篇文章中，研究者发现有一种名叫赖氨酸

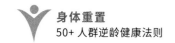

的氨基酸可以存储在肌肉中，所以该文推测身体也许能够储存氨基酸并且将其合成为蛋白质。但是帕顿琼斯教授表示，该研究结果一部分是基于对老鼠和猪做的实验，并没有研究证明这一发现对人体也同样有效。事实上，帕顿琼斯教授最新的研究推翻了这个流传已久的谬论，真正为素食主义者指引了科学的方向。

"米饭配上豆子是合理的膳食搭配，"帕顿琼斯教授说，"人们早在数千年前就拥有了这种饮食智慧。"如果你想促进肌肉合成，保证年龄增长后肌肉不流失，就要合理搭配各种植物蛋白。帕顿琼斯教授把肌肉合成比作砌一堵墙，而不同种类的氨基酸就像砌墙所需的不同类型的砖块，他指出："缺少其中任何一种，墙都无法砌成。身体能够储存脂肪和碳水化合物，却无法储存蛋白质。大多植物蛋白质里所含的氨基酸类型不够全面，要想用植物蛋白质里的氨基酸'砖块'来制造肌肉，就必须把不同的植物食材搭配着吃。"

为了保证摄入营养元素完整的优质蛋白质，如果你平时吃素，那么我建议你在饮食中加入鸡蛋和乳制品。如果你是严格的纯素食主义者，那你一天里要多摄入植物蛋白，尤其要多吃豆腐和面筋这种富含赖氨酸的食物。

不管你是蛋奶素食者还是纯素食者，或者两者都不是，都可以在饮食中加入植物蛋白制品，比如把植物蛋白粉加入替代牛奶的饮品，或者随身携带植物蛋白饮料。最好选择营养元素完整的植物蛋白，比如豌豆、大豆和大米等。

帕顿琼斯教授认为在饮食中加入蛋白质奶昔之类的食物是个明智之举。研究表明，对于中老年人来说，要想维持肌肉或者重新合成肌肉，牛奶中提取出的乳清蛋白粉可能是最优的蛋白质来源。

帕顿琼斯教授说："很多人把乳清制品当成补充蛋白质的第一选择，比如大家常喝的那种巧克力味的乳清蛋白粉，因为它富含亮氨酸，相当于起到了体内亮氨酸输送系统的作用。"市面上充盈着品类各异的蛋白质营养补剂，比如蛋白粉或蛋白液，从乳清蛋白到植物蛋白，各种口味应有尽有。去超市或者药店的保健品区就可以买到。蛋白粉和蛋白液可以用来制作奶昔，还可以加到燕麦片和各种烘焙食品里。或者你也可以效仿意大利人——在比萨和意大利面中加入意大利乳清干酪。干酪中丰富的乳清蛋白能够提供身体所需要的蛋白质。冷冻的乳清干酪配上莓果还是一道不错的甜点。

注意

乳清蛋白粉有两种，普通乳清蛋白粉和分离乳清蛋白粉。前者价格比较便宜，但是如果你存在乳糖不耐受的情况，可以选择后者，后者经过高纯度处理，将大部分乳糖分离了出去。选用蛋白质补剂时，一定要仔细阅读标签。有些补剂，尤其是蛋白质能量棒和蛋白质饮料，里面添加了很多糖，不利于我们的健康。而且由于蛋白粉是营养补剂，美国食品药品监督管理局并没有对它们进行规范化监管，这就意味着你不清楚里面添加了什么。不过，本书第八章《解码超市标签》中的公式可以帮你评估这些蛋白质产品的营养质量。想知道你购买的蛋白质产品纯度如何，可以翻到第八章查看。

推荐食物：鱼类和贝类；鸡蛋（适量）；禽肉；坚果、种子和坚果酱；瘦肉；营养元素完整的植物性蛋白质，包括大豆、荞麦、藜麦等；谷物搭配豆类（可提供营养元素完整的蛋白质）；蛋白质饮料和奶昔。

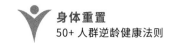
健康秘诀第二条
每天食用两到三次营养强化的乳制品

你可能喜欢在面包上放点奶酪，或者在饮品上加一些打发过的奶油。这是好习惯，尽管放吧！

乳制品中含有大量营养元素完整的蛋白质，是当之无愧的优质食品。随着年纪增长，食用牛奶、奶酪和酸奶等乳制品，对健康的好处是成倍的。

乳制品中亮氨酸含量很高，还富含钙、镁和维生素 D 等营养元素。这些营养成分对于我们保持健康和强壮至关重要，但随着我们年龄的增长，这些营养元素会变得难以吸收。在一项面向中老年群体的研究中显示，多喝牛奶、多食用酸奶和奶酪等乳制品有助于增加肌肉量和握力。

钙

钙对于强健骨骼十分重要：研究表明，在 50+ 人群中，每两个女性中就有一个、每四个男性中就有一个有可能因骨质疏松症而骨折。人体中 99% 的钙都存在于骨骼与牙齿中。钙不易从日常的食物中获取，除非你是童话故事《杰克与魔豆》里生活在魔豆顶端的巨人，有把骨头磨成粉做成面包吃的习惯。我们主要从乳制品中摄取钙质，当然，也可以从其他食物中获取，比如黄豆、西蓝花和牡丹菜之类的绿叶蔬菜。吃沙丁鱼、凤尾鱼或者三文鱼罐头时，无意中咽进肚子的一些细小骨头也可以补充钙质。

钙对于维持肌肉非常关键，它还能调节血压，帮助血液凝固，呵护心脏健康。

我们需要食用钙补充剂吗？关于这个问题最好咨询一下医生，但总的来说，关于钙补剂的效果尚无定论。比起药品，医生还是更建议我们从天然食物中获取维生素和矿物质等营养元素。营养学不是一门追求精确的学科，天然食物提供的多种营养物质是通过协同作用来让我们保持健康的，而目前尚不清楚单独摄入钙这类矿物质的效果是否也一样有效。

镁

虽然镁是一种重要的微量元素，但却经常被人们忽视。镁多见于乳制品中，它能调节肌肉和神经功能，控制体内血糖和血压水平，还能预防抑郁症和阿尔茨海默病。此外，镁还有助于预防和治疗糖尿病。然而，镁却不像其他营养物质一样受重视，甚至有些乳制品在标签上对镁含量只字不提，哪怕它的含量再高。

有很多食物富含镁元素，比如坚果、植物种子、豆类、糙米和全麦谷物等，但大多数人吃得不够多。不过，要是你每天能吃几次乳制品，就能满足人体对这种关键营养素的需求。然而，目前将近一半的美国人都做不到这一点。

维生素 D

维生素 D 和钙质这两种营养元素像一对要好的朋友，总是携手出现，不过你可能会感到惊讶，这种搭配是人为的。拿出冰箱里的牛奶盒看看成分表，你可能发现除了牛奶，还添加了维生素 D。标签上也许还标着"营养强化"这四个字。从食物中我们很难直接获取维生素 D，除非是经过营养强化的食物。这也是为什么本节标题中强调要食用营养强化的乳制品。顺便说一句，早餐麦片也是一种常见的营养强化食物，里面添加了维生素 D。

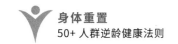
　　理想状态下，每人每天最少摄入 600 个国际单位的维生素 D（70 岁之后每天至少摄入 800 个国际单位）。不幸的是，我们很难从食物里获取足量的维生素 D。普通美国人日均仅摄入约 274 个国际单位的量。除了经过营养强化的乳制品和其他食品外，最好的维生素 D 食物是三文鱼和沙丁鱼等高脂肪鱼类（维生素 D 会储存在脂肪中），以及经过紫外线照射的波多贝罗蘑菇（一种流行的"汉堡肉"原料，味道鲜美）。但是这些富含维生素 D 的食物，你一周又能吃多少呢？

　　你也许听到过这样一种说法，人通过晒太阳可以补充维生素 D。在某种程度上这种说法不无道理。但是，随着年纪增长，通过晒太阳获取维生素 D 会越来越难。原因之一是皮肤合成维生素 D 的能力会随着年龄的增长而减退。另一个原因是，我们待在户外的时间往往比年轻时要少得多——晒得少了，合成的维生素 D 就少了。另外，维生素 D 属于脂溶性维生素，往往储存在腹部脂肪中。一旦它被困进腹部脂肪，就无法被身体所使用。韩国的一项研究观察了内脏脂肪和维生素 D 之间的关系，结果发现在 50 岁以上的女性群体中，内脏脂肪越多的人维生素 D 水平就越低。

　　正如前文所述，随着年纪增长，我们通过晒太阳获取的维生素 D 会越来越少，所以饮食中要比年轻人补充更多的维生素 D。一项研究显示，血液中维生素 D 浓度较低的老年人在随后三年中出现肌肉萎缩的可能性是正常群体的两倍。另一项研究发现，补充维生素 D 较少的人，晚年更有可能因病进入养老院。其他研究还表明，随着体内维生素 D 水平的下降，患帕金森、阿尔茨海默病和认知障碍的风险会升高。此外，就像机场的调度员负责管控飞机的起降一样，维生素 D 还负责调节身体对钙质的吸收程度，对保护骨骼健康十分重要。一项针对 50+ 人群的研究发现，出现骨折的患者当中，43% 的人同时缺乏钙和维生素 D。如果你体内维生素 D 水平较低，请咨询医生是否需要每天补充 800 到 1000 个国际单位的维生素 D 补剂。

你可能会担心的一个问题是：食用过多乳制品可能会出现胃胀气，乳糖不耐受者尤为明显。乳糖是乳制品中的天然糖，广泛分布在牛奶、白软干酪和冰激凌之类的含糖乳制品中。不过，硬质奶酪中的乳糖含量很低。一杯牛奶中大约含有 12~13 克的乳糖，而切达奶酪和瑞士奶酪里的乳糖含量却不到十分之一克。酸奶和开菲尔酸奶酒的乳糖含量也比较低，乳糖不耐受的人也可以放心地喝。而且，它们经过发酵后还产生了益生菌，饮用后有助于肠道菌群保持健康。所以，选择乳制品时可以挑选不含乳糖的牛奶，也可以多试试几种乳制品，看看自己的身体接受不了哪些、能接受得了哪些。

推荐食物：牛奶、酸奶、奶酪、白软干酪、经过维生素 D 营养强化的开菲尔酸奶酒和蛋白质奶昔。

健康秘诀第三条
正餐和零食都要多吃水果和蔬菜

是的，你猜到了，多吃水果和蔬菜这个理念又再度闪亮登场了。如果一个饮食计划中没有把水果和蔬菜这两个老朋友规划在内，我们就应该放弃使用它，就像放弃骗人的万灵仙丹一样。

除非你执意把蔬菜裹上厚厚的面包糠再油炸了吃，否则我们可以说，几乎所有的蔬菜都对我们的健康有益，其中以深色的绿叶菜为上佳。每天

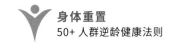
来一份小沙拉或半杯煮熟的绿色蔬菜，就能保证一种 B 族维生素——叶酸的摄入。叶酸对身体起着大作用，它可以遏制痴呆、抑郁症和听力下降。在一项面向已绝经妇女群体的研究中，与体重正常的女性相比，超重女性血液中的叶酸含量平均少了 12%，肥胖女性则平均少了 22%。

研究表明，十字花科蔬菜有助于稳定人体内的微生物群，还能降低体内炎症水平，提高免疫力。许多绿叶蔬菜，比如西蓝花、牡丹菜、小圆白菜、芝麻菜、卷心菜、绿叶甘蓝和豆瓣菜等都是十字花科蔬菜（它们的花有四个花瓣，形状像一个十字架，因此得名）。白萝卜、红皮小萝卜以及芜菁这些根茎蔬菜也属于十字花科。

蔬菜的颜色是不是绿色不重要，种类才是关键。科学家们已经在各种植物性食物中发现了超过 25000 种不同的植物营养素，这些营养素在遏制疾病发病率和遏制疾病恶化方面发挥着很大的作用。不管是五颜六色的蔬菜还是七彩缤纷的水果，我们吃的植物性食物越全面，获取的植物营养素就越丰富，身体得到的好处就越多。所以，每天要吃一杯半到两杯半蔬菜为宜。

同时还要养成每天吃 2 到 4 个水果的习惯，尤其要多吃浆果，它们能给身体带来额外的好处。浆果是膳食纤维含量最高的水果之一：一杯覆盆子含有 8 克膳食纤维，而同等质量的哈密瓜仅有 1.4 克。浆果还有助于保持身体和大脑的活力，让你身体灵活、思维敏捷。有项研究发现，食用蓝莓或草莓最多的中老年被试群体，大脑的认知能力比其他群体平均要年轻两年半。

在我们的印象里，蔬菜、水果对体内的肌肉合成没什么大作用，但研究人员发现，人们食用的蔬菜和水果越多，增长的肌肉就越多，尤其是在年纪增长后。举个例子，你知道如何增加 3.6 磅（约 1.6 千克）的健康肌肉吗？

在一项研究中，将同龄的 50+ 人群分为两组，第一组的受试者食用大量富含钾元素的蔬菜水果，另一组食用的量只有前一组的二分之一，实验结束后，第一组的受试者正好比第二组多了两倍的肌肉量。另一项研究表明，50+ 人群吃的蔬菜和水果越多，患肌肉减少症的可能性就越低。此项研究同样还发现女性多吃水果可以降低肌肉流失的风险，这很可能是因为食用蔬菜水果能减少炎症，而炎症正是肌肉的宿敌。

研究人员还发现，肌肉大小与膳食维生素 C 水平相关联，膳食维生素 C 水平越高，肌肉就越大——这一发现让我们更有理由多吃富含维生素 C 的蔬菜和水果，如青椒、花菜、西红柿和西蓝花等蔬菜，以及浆果、猕猴桃和柑橘类水果。坚持吃蔬菜水果，很快就会看到回报：一项针对 65 岁及以上群体的小型研究发现，将一部分受试者的水果和蔬菜摄入量从每天 2 份增加到每天 5 份，坚持 16 周后，他们的握力比其他人更大。

推荐食物：所有水果和蔬菜。尤其是深色绿叶蔬菜（如莴苣、菠菜和牡丹菜）、十字花科蔬菜（西蓝花、花菜、小圆白菜、芝麻菜、卷心菜、绿叶甘蓝和豆瓣菜）、红色蔬菜和橙色蔬菜（胡萝卜、南瓜、辣椒和西红柿）、各类浆果、苹果、梨、樱桃以及柑橘类（橙子、葡萄柚、柠檬和酸橙）。

健康秘诀第四条
每餐至少摄入 5 克膳食纤维

膳食纤维对人体健康的作用不言而，而现实情况是：很可能你摄入的

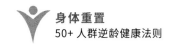

膳食纤维还不够多。

普通美国人每天大约摄入 15 克膳食纤维，相当于 1 杯黑豆中所含的膳食纤维量。此处的 1 杯黑豆也可替换为 2 杯麦片或 3 块燕麦松饼。15 克膳食纤维换算成水果蔬菜的话约等于 5 个香蕉或者 10 个胡萝卜，换算成零食，则和 13 杯爆米花中所含的膳食纤维量差不多。

这样看起来我们摄入的膳食纤维好像特别多，其实不然。营养专家认为，要想保证身体健康、体态轻盈，每天摄入的 15 克膳食纤维实际上只达到了一半的摄入量。有一项研究追踪中年女性的饮食习惯，发现多摄入膳食纤维有助于体重减轻：研究人员在 20 个月后回访，发现每多摄入 1 克膳食纤维，体重就会随之减少 0.5 磅，脂肪也会随之减少 25%。如果这个数据准确，不考虑运动量和饮食，只要你把每天的膳食纤维摄入量从 15 克增加到 30 克，就可以减少 7.5 磅（约 3.4 千克）体重。

为什么多摄入膳食纤维就能减重呢？有一种解释是这样说的：膳食纤维能阻止身体吸收过多热量。研究发现，按照《膳食指南》推荐，摄入同样多的膳食纤维的情况下，吃全麦谷物的人比起吃精制谷物的人，每天平均少摄入 100 卡热量。这是由于大量的膳食纤维不仅可以减少身体吸收的热量，还能加快新陈代谢。

听起来很不错，对吧？有一项长达 5 年的研究发现，在非裔和西班牙裔群体中，膳食纤维摄入得越多的人，腹部囤积的脂肪就越少。

那么，我们应该从哪里获取额外的膳食纤维呢？蔬菜、水果倒是佳选，但是谁也没办法每天坚持吃上 20 根胡萝卜，喝上一杯膳食纤维补剂也收效甚微。根据一项大型研究，只食用膳食纤维补剂不能减重。要想减重，必须要在膳食中添加多种谷物、豆类和其他植物性食物。

此外，豆类也有助于肌肉的合成。如果让美国克利夫兰医学中心（译者注：Cleveland Clinic，美国顶尖医疗机构）向营养师们征集推荐的高蛋白食物，那么希腊酸奶、鸡蛋和野生三文鱼肯定位列前四，但他们最推荐的一定是豆类，比如大豆、扁豆和碎豌豆。所有豆类都富含蛋白质和膳食纤维，它们还可以为身体大量提供合成肌肉的关键氨基酸——亮氨酸。此外，豆类中所含的叶酸可与绿叶蔬菜相媲美。据一项研究显示，在患有糖尿病的老年群体中，体内叶酸水平越高，腿部力量和握力就越大。

要想让自己的消化系统保持最佳状态，每餐需要吃一整份谷物和两份果蔬。吃零食时尽量选择高纤零食，比如坚果、豆类、水果和谷物纤维饼干。你可以翻到本书第十四章，里面有很多简单美味的零食食谱。

推荐食物：全麦意大利面、全麦面包、全麦玉米薄饼和全麦饼干；燕麦、糙米、藜麦、荞麦、大麦；豌豆、扁豆；带皮土豆；小圆白菜、西蓝花和玉米等蔬菜；各类水果，尤其是浆果类以及苹果、梨子等肉果。

健康秘诀第五条
多吃健康脂肪

如果你正为了瘦身而减少脂肪摄入量，那么我的建议是：千万不要少吃脂肪。

事实上，你更应该把每一顿正餐视作摄取优质脂肪的机会，每餐都吃上 15 至 30 克。你可以在墨西哥风味玉米薄饼里放一点牛油果酱，往沙拉里淋上一些橄榄油，或者在麦片里倒一些低脂或者全脂牛奶。我们把你可

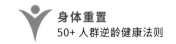

以选择的健康脂肪分为三类：

第一类，乳制品中所含的脂肪。你可能很疑惑，乳制品中的脂肪是健康脂肪吗？它确实是的。你一直被建议要尽量避免食用全脂乳制品，因为里面的脂肪属于饱和脂肪，不益于健康。但是根据最近的一项研究，乳制品中的脂肪可以帮助我们预防心血管疾病。研究还表明，食用全脂乳制品可以降低肥胖风险。这是因为全脂乳制品含有优质蛋白质、多种维生素与矿物质，不仅营养丰富，其中所含的美味奶油还能减少人们吃零食的欲望。（注意，此处建议食用全脂牛奶、奶酪和不加糖的酸奶等全脂乳制品，而非鼓励你在晚间大吃特吃冷冻酸奶和冰激凌，因为后两者的糖含量都很高。记住，同样是乳制品，加糖和不加糖有天壤之别。）

第二类，欧米伽-3 脂肪酸。它已被证实有助于我们 50+ 人群甩掉腹部脂肪，保持肌肉强健。欧米伽-3 脂肪酸主要分布在脂肪含量高的鱼类中，比如三文鱼、沙丁鱼和金枪鱼，每周吃上两次，对身体大有裨益。

我想再次强调一下，从天然食物中获取欧米伽-3 脂肪酸效果最佳。如果想把自己辛辛苦苦挣来的钱花在欧米伽-3 脂肪酸补剂上，我劝你先了解一下这方面的科学研究再做决定。虽然研究显示，心血管疾病的发病风险降低与富含欧米伽-3 脂肪酸的食物摄入量有关，但对欧米伽-3 补剂实际效果的相关评估研究却并无定论。要想让欧米伽-3 脂肪酸发挥效果，必须将其与富含欧米伽-3 的食材里的其他营养物质相结合。这些食物包括富含欧米伽-3 脂肪酸的鱼类、大豆、核桃、亚麻籽和奇亚籽。

第三类，水果和坚果中所含的脂肪。橄榄油被列为首选（橄榄和牛油果一样，都属于水果），人们对其已经做过大量研究。事实上，最近的动物研究表明，特级初榨橄榄油能带走堵塞在脑细胞间通道中的蛋白质，从而降低患痴呆症的风险。特级初榨橄榄油中有一种名为橄榄油辣素的多酚抗氧化剂，橄榄油辣素就是扼杀痴呆症的秘密武器。你食用高品质橄榄油的时候是不是感觉喉咙有点儿刺痛？这种刺痛就是橄榄油辣素带来的，感受到这种刺痛意味着你的大脑得到了滋养！要想买到富含橄榄油辣素的橄榄油，一定要选"特级初榨"橄榄油，包装以深绿色瓶子和铁桶装为宜，这两种包装方式能防止因阳光直射而导致的变质。

你从饮食中获取什么脂肪，肌肉中就含有什么脂肪。换句话说，摄入单不饱和脂肪能轻轻松松提升你的肌肉功能，让肌肉更健康。坚果、种子、牛油果和橄榄不仅是优质脂肪的来源，还富含维生素 E。维生素 E 像其他抗氧化剂一样可以保护身体组织。还有另一种重要的营养素镁也多见于优质脂肪食物中，如南瓜子、杏仁、腰果和花生。一项研究发现，中老年人血液中镁含量越高，握力与腿部肌肉力量就越强。

推荐食物： 海产品；油类（橄榄油、红花籽油、花生油、芝麻油）；各类坚果和种子；牛油果和橄榄。

健康秘诀第六条
多喝水，远离含糖饮料

你可曾听过"给自己体内的电池充电"这种说法？这一说法可不是在打比方哦。事实上，你的体内真的有着数以亿计的"电池"，这些"电池"名叫线粒体，存在于全身的细胞之中。功能齐全的线粒体能够有效抵御心

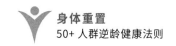

脏病、帕金森、糖尿病和阿尔茨海默病等疾病的侵袭。给线粒体"充电"的方式有三种，除了吃健康的食物和保持足够的睡眠这两种，还有一种方式，即多喝水。

实际上，研究显示，细胞喝够了水而发生扩张后，其中的线粒体会变得更加活跃，有一定可能会加快身体燃烧脂肪的速度，帮助我们减重。

但是说到喝水这件事，饮料里的多余热量是个大麻烦。在美国人的饮食中，多余热量的一大来源就是各类饮料。广受欢迎的饮料大都含糖，从汽水、冰茶到特调咖啡，从所谓的"运动"饮料再到果昔和奶昔，无一不是，甚至连果汁也不能幸免。

当你想来上一杯摩卡咖啡时，也许需要再斟酌一下了。这是由于比起固态糖，液态的糖通过消化道的速度更快，导致更多的糖分进入结肠，给结肠息肉提供养分，而息肉可以被看作是癌症、肿瘤的前身。

"身体重置"计划也不建议大家饮用无糖饮料。无糖饮料虽然不含糖，但是它会增加食欲，让人更想摄入糖分。根据一些研究，无糖饮料还会让人们患心脏病、痴呆和中风的风险升高。此外，饮用无糖饮料会对体内的微生物群造成伤害，而微生物群对人体健康至关重要，除了皮肤之外，它就是我们抵御感染的第一道防线。微生物群还会影响我们从食物里吸收营养的能力。

本书所主张的"身体重置"计划鼓励大家多喝水、乳制品以及不加糖的茶和咖啡，少喝或者不喝含糖饮料和无糖饮料。你喝的水越多，身体就越健康，瘦身也就越容易。在一项面向 55 岁至 75 岁群体的研究中，受试者们遵循同一个热量控制饮食方案，但每天吃饭前 30 分钟喝下 17 盎司（约 500 毫升）水的人比不喝水的人平均多减掉 4.5 磅（约 2 千克）。

正如上文所说，喝大量的水或不含热量的饮料可以降低肥胖的风险，同时，随着年龄的增长，保持体内水分充足还能够帮助我们的身体吸收营养。

如果不想喝水，那我们有的是理由和借口：太忙了，来不及喝水；记性不好，忘记喝水了；水味道太淡，只想喝饮料；没那么渴，不想喝（这种情况是存在的，随着年纪增长，口渴的感觉会慢慢减少）。要想保持良好的饮水习惯，从现在开始，每餐都喝上一大杯水。你可以选择白水或气泡水，也可以选择不加糖的咖啡和茶。养成多喝水的好习惯，会让你受益终生。

推荐饮料：水（无气饮用水和气泡水，可以加些水果片）；不加糖的茶和咖啡。

动物产品中亮氨酸的含量一般比较丰富，植物产品中的亮氨酸就没有那么丰富了。如果坚持纯素食，要想达到合成和维持肌肉所需的每餐3克亮氨酸的目标还是有点儿难度的。下表列举了一些亮氨酸含量较高的素食：

素食主义者锻炼肌肉可以吃的食物表

食物	分量	亮氨酸含量（单位：克）
豆豉	1杯	2.4
大豆蛋白粉	1勺	2
豆腐	1杯	1.8
葵花籽	1汤匙	1.7

续表

食物	分量	亮氨酸含量（单位：克）
芝麻籽	四分之一杯	1
毛豆（冷冻）	1 杯	0.8
南瓜子	四分之一杯	0.7
菜豆	半杯	0.6
芸豆	半杯	0.6
鹰嘴豆	半杯	0.5
杏仁	四分之一杯	0.5
花生	四分之一杯	0.5
意大利面（干）	半杯	0.4

数据来源：美国农业部国家农业图书馆，素食健康网。

行动步骤第四条

蛋白质是人体不可或缺的营养物质，而乳制品是蛋白质的重要来源。乳制品可以提供多重营养，除了蛋白质外，还能提供人体所需的维生素和矿物质等重要营养素，而这些营养素是其他食品很难提供的。请在下方横线处写下四种你认为可以添加进食谱的乳制品，以及打算怎么添加进去（举个例子，你可以写"奶酪——放进意大利面"）。如果你想把这些食物加入收藏，可以参照"快速重置全身——'N'种混合配餐法"。

1. _____

2. _____

3. _____

4. _____

第五章

由外而内揭秘腹部脂肪

什么是腹部脂肪？从何而来？

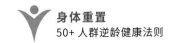

在第一章的开头部分，我曾让你低下头看一看自己现在的腹部。你可能觉得自己很了解它——了解每一处赘肉，熟悉每一处褶皱，知道自己的肚脐是向内凹的还是向外突出的。但事实上，大多数人对腹部脂肪的深层了解都相当有限。

比如说，腹部脂肪其实并不是一直长在腹部，而是曾经长在身体的其他部位。这一点你可能就并不清楚。

不妨回忆一下自己的幼年时期，照片里的你，身体各处几乎都有脂肪存在——胖嘟嘟的脸颊，肉乎乎的小腿，连手腕都是圆滚滚的。当我们长大成人，十几岁到二三十岁时，脂肪也会随之转移。它们通常会长在该长的地方，让我们看起来赏心悦目。而年纪增长之后，脂肪又开始转移，这次它们会很有默契地堆在腰腹部。因此，腰围的不断增加并不代表一个人四体不勤或者暴饮暴食，只是因为脂肪这个老朋友把家搬到了腰腹一带罢了。

听起来是不是有点儿奇怪？但事实就是如此。不过要明白，腹部脂肪赖在你的腹部不走，可不仅仅是想在你费尽力气扣夹克衫的扣子时看笑话这么简单。它看似是堆在你的肚子上一动不动、顽固不化，其实非常活跃。

因为，这些腹部脂肪正在不遗余力地忙着损害你的健康。

腹部脂肪为何叫人抓狂

年纪增长以后，身体会经历三重衰退，分别是肌肉质量下降、身体炎症增多和腹部脂肪堆积。像喜剧片《三个臭皮匠》里的主人公一样，这三种身体衰退现象会相互影响、相互作用，威胁着我们的健康。而在这三者之中，腹部脂肪则充当着领头羊的角色。

腹部脂肪细胞本质上是一个微小的分泌器官，它会向身体释放出激素和其他有害的化学物质——比如一种名叫细胞因子的蛋白质，它会引发炎症及相关疾病。哈佛大学的研究人员还发现，腹部脂肪细胞会大量分泌一种叫视黄醇结合蛋白4的分子，这种分子会增加胰岛素抵抗，让我们面临着糖尿病和体重增长的风险。换句话说，腹部的脂肪越多，就越容易发胖。

新冠大流行期间的一项研究直观地证明了上述结论：在一项关于居家隔离政策对人影响的研究当中，《肥胖》杂志的研究人员对7753名志愿者开展了调查，其中有27.5%的人在居家隔离期间体重出现上涨。而在比较胖的群体中，这个数据跃升至33.4%。这说明，腹部堆积的脂肪越多，未来想要控制体重就会越困难，除非我们从现在开始做出改变。

之前章节已经说过，炎症会影响肌肉的体积，而肌肉能够储存我们体内的多余热量。因此，当我们的肌肉量减少后，多余热量无处可去，最终只得转化为腹部脂肪。所以我们可以用下面的等式总结：

腹部脂肪增加 = 体内炎症增多 = 肌肉量变少 = 腹部脂肪继续增加

不仅如此，当体内炎症增多之后，我们患其他疾病的风险也显著上升。美国恺撒健康计划和医疗集团（译者注：Kaiser Permanente，美国知名医疗机构）的研究人员发现，比起四十多岁时腹部脂肪含量最低的人，腹部脂肪含量最高的人在七八十岁时患痴呆症的可能性高了近两倍。

腹部脂肪多就更容易发胖吗？

是的，腹部脂肪多就更容易发胖。美国宾夕法尼亚州医学中心的风湿

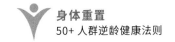

病学家和医学讲师达纳·迪伦佐说："脂肪是一种极易引起炎症的组织，腹部脂肪尤甚。"他解释说，我们的腹部脂肪每天都在制造和释放能引起炎症的化合物，比如臭名昭著的白细胞介素 6 和肿瘤坏死因子。这就是为什么像睡眠不足这样不好的日常生活习惯也会导致我们的体重增加，因为体重增加不仅仅和热量摄入有关，也和炎症有关。

其实，炎症是细胞的一种受损反应，而脂肪细胞就像纤细的少女一般格外脆弱。脂肪细胞很容易出现破损甚至死亡，这是因为脂肪细胞里胀满了甘油三酯（一种类似柴油的物质），就像一个吹满了气的气球一样易破。而它们受损后，免疫系统会输送白细胞来清理溢出的甘油三酯，因此导致炎症反应不断。

腰围渐长，体内器官亦有大变化

日渐增长的腰围既是导致健康状况不佳的原因，又是健康状况不佳的表现。体重涨上来后，除了肉眼可见的腰围增长之外，身体内脏器官也在发生着看不见的变化。

随着年龄增长，消化系统吸收营养的方式有所改变。我们从食物中获取人体所需的关键营养素变得越来越困难，部分原因就是体内炎症增加了。美国洛厄尔市马萨诸塞大学人口健康中心主任凯瑟琳·塔克告诉我，这是一个反馈循环：腹部脂肪越多，消化系统运转起来就更困难。

实际上，我们不妨把腹部脂肪看作是体内炎症的风向标：体内炎症越少，腹部就越平坦，反之亦然。这样我们就能理解为什么腹部脂肪与许多疾病有着直接的联系。

凯瑟琳·塔克说："吸收不良的问题可能会出现在不同的年龄段，它与健康状况有关。但一般来说，在 50 岁以后我们就要格外注意这个问题了。""吸收不良"一词指的是身体无法把食物中所有营养成分转化为可以利用的能量。

吸收不良的发生与胃部变化有关。我们产生的胃酸会慢慢变少，而胃酸对于消化过程至关重要，特别是在从食物中提取营养物质这一环。出现吸收不良后，我们尤其要注意补充维生素 B_{12}。维生素 B_{12} 多见于动物性产品中，它能帮助身体制造健康的红细胞、保护神经功能，还能帮助中老年人预防抑郁症。研究显示，尽管大多数人食用的富含维生素 B_{12} 的食物达到了饮食建议所推荐的量，但是多达五分之一的老年人患有胃部疾病，这影响了他们吸收维生素 B_{12} 的能力。

回顾一下第二章，你和孩子道姆共享的那顿早餐。虽然你和他都吃了两个鸡蛋，获取了足量的蛋白质和维生素 B_{12}，但你们摄入的其他维生素（比如维生素 B_6 和维生素 B_2）剂量很有可能不一样。凯瑟琳·塔克告诉我们，这两种维生素能够帮助身体处理蛋白质和控制炎症，但随着年岁增长，我们的身体很难吸收它们。

吃满 30 种植物性食物

根据一项超一万人参与的跨国研究显示，每周的饮食中应该安排 30 种不同的植物性食物。和不足 10 种的人相比，在饮食中安排了 30 种及更多植物性食物的人在一系列身体内部器官测试中的数据都更健康，尤其是体内微生物群多样性这一项。

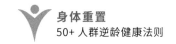
不过，中老年人与年轻人之间的差异可不仅仅局限于胃酸水平上。随着年龄增长，整个腹部都出现了生理上的变化。

当我们还是婴儿时，体内就有数以亿计的各种各样的细菌，它们大都分布在消化道内。这些细菌被称为微生物群，是身体的最佳拍档。它们帮助我们消化食物、控制炎症、预防疾病，勤勤恳恳地执行几十种任务。可以说，微生物群就是为帮助我们的身体而生。

但是慢慢长大后，我们没有照顾好这个最佳拍档。压力过重、饮食习惯不佳（尤其是缺乏膳食纤维的饮食方式）和抗生素等药品的使用，无一不在伤害体内这个多样化的生态系统。同时，过量摄入糖分和食品添加剂（包括人造甜味剂）还扰乱了体内微生物群的平衡。

体内生态平衡遭到破坏，有害菌群就会猖獗，使身体各处的炎症恶化。有害菌群越多，有益菌群想要控制住炎症就越难。久而久之，我们的肠胃会受到损害，越来越难从美味营养的食物中吸收维生素和矿物质。而且，微生物群发生变化后，身体会过度吸收热量，也就是说，从同一份食物中吸收热量，那些体内微生物群不健康的人会比健康的人多得多。

体内微生物群在全身生理活动中都起着重要的作用。健康的微生物群能调节体内的有益菌群和有害菌群，保持菌群平衡。一旦微生物群失调，便会引起许多身体问题，影响新陈代谢和肠道健康，还会影响神经系统，诱发阿尔茨海默病等疾病。

由于消化系统和微生物群发生变化，从食物中吸收和利用营养就困难起来。因此我们在饮食中要补充更多的营养，尤其是维生素和矿物质等我们难以吸收的营养物质。而"身体重置"计划将助你获取这些维持生命的重要营养素。

请你做个选择

引发炎症的食物表   舒缓炎症的食物表

引发炎症的食物
白面包：典型的低膳食纤维食物。这种食物会使有害菌群在消化系统中大量繁殖，毒素等有害物质会趁机进入身体，而消化系统却无法将它们正常排出体外
油炸食品：谷物和肉类经过高温烹调后会产生糖基化终末产物（AGEs），这种物质会诱发炎症。糖基化终末产物多见于我们常吃的炸甜甜圈、炸薯条和炸鸡之类的食物中
布丁：精加工食物中膳食纤维含量很低，而含糖量却很高，一般还会加入食品添加剂，特别是甜点一类的食品。这些对健康都没有什么好处。想吃零食，尽量自己在家做一些无添加剂的食品会更好
瓶装沙拉酱：拿出最爱的沙拉酱，看一看它的配料表。排在配料表最前面的应该是水、糖和大豆油。我们经常吃的大豆油等植物油中含有大量的欧米伽-6脂肪酸，容易引发身体炎症，尽量少食用为宜。可以用橄榄油、柠檬汁和醋来自制油醋汁替代瓶装沙拉酱给食物调味

舒缓炎症的食物
全谷物面包：高膳食纤维食物。身体消化膳食纤维后会制造出一种叫丁酸的有益物质，它能有效抗炎，还能预防神经功能下降
水果拼盘：深色水果、蔬菜和豆类中含有多酚类物质，这种植物性化合物既可以抗氧化又可以帮助抗炎
酸奶：活菌酸奶中富含益生菌，它有助于抑制有害菌群的生长，维护肠道菌群内部平衡
蔬果沙拉：水果蔬菜中丰富的维生素、矿物质以及其他植物营养素有助于防止细胞因氧化应激而受损，换句话说，有助于身体缓解和抑制炎症。水果和蔬菜中约有数百种抗氧化剂，如维生素A、维生素C和维生素E，以及番茄红素和硒等等

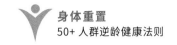

保护好自己的腹部

身体一旦失调，我们就需要补充更多膳食纤维来进行补救。

膳食纤维指的是植物性食物中可以被食用但是不能被人体消化的部分。据一位研究者估计，我们的祖先每天摄入将近 100 克膳食纤维，而现在，普通人每天膳食纤维的摄入量仅为 16 克左右。

这种断崖式下滑对我们人类来说可不是什么好事。因为我们摄入的膳食纤维越多，患六大致命疾病的风险就越低。这已知的六大致命疾病分别是癌症、中风、心脏病、糖尿病、阿尔茨海默病和慢性呼吸道疾病。你可能会感到疑惑，不是说膳食纤维不能被人体所消化、吸收吗？那为什么它还能起到这么大的作用呢？

膳食纤维之所以不能为人体所吸收，却可以发挥如此功效，部分原因是因为膳食纤维中的某些成分可以被体内微生物群所分解利用。膳食纤维被体内数以亿计的细菌吞噬后，分解成了短链脂肪酸，这种物质进入血液后有助于舒缓慢性炎症。美国梅奥医学中心（Mayo Clinic，美国顶尖医学研究中心）建议人们早餐时至少摄入 3 克膳食纤维，摄入量超过 5 克则更佳。所以，早餐光吃一片全麦吐司是远远不够的，它所提供的膳食纤维甚至达不到推荐摄入含量的一半。

因此，"身体重置"计划不仅会关注你吃下的蛋白质，也会关心你摄入了多少膳食纤维。在接下来的章节中，你会看到，我们不仅仅想要助你减重，还想为你指引方向，让你走上健康之路，拥抱健康生活。

行动步骤第五条

膳食纤维有益身体健康，它能预防多种疾病、帮助身体维持肌肉，还有助于减轻体重。但是我们普通人每天摄入的膳食纤维明显不足，只达到了人体所需膳食纤维量的一半。

让我们行动起来，解决这个问题吧！请在下方横线处填写三种上一周你吃过的富含膳食纤维的食物，再写下另外三种加到本周的食谱中去。（如果你一时想不出来，可以参照"快速重置全身——'N'种混合配餐法"。）

上周　　　　　　　　　　本周

1. _____　_____

2. _____　_____

3. _____　_____

第六章

对抗疾病风险，持续守护你的健康

外表更年轻，生活更精彩！

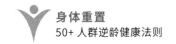

　　也许你会觉得"身体重置"计划是在迎合大众的虚荣心，我不太赞成这种观点。想要拥有一个好身体乃是人之常情。"身体重置"计划最主要的目的是持久地为身体健康保驾护航、延长寿命、提升整体生活质量，与此同时，拥有一副好身材。

　　这个计划之所以有如此持久的影响，部分原因在于它能指导我们合理安排日常饮食和控制体重。只要控制好了饮食和体重，自然而然就能掌控住自己的健康。这句话也许你已经听得不胜其烦了，但它确实是金玉良言，一系列权威的研究报告都能证明这一点。

　　有人总结了 189 项研究，这些研究的对象涵盖世界四大洲，研究对象数量达 400 万人，最终的结论是：超重或肥胖会让人因各种原因而死亡的概率增加。在另一项研究中，研究人员对平均年龄为 63 岁的老年群体开展了长达 24 年的研究，他们发现，就算把先前的健康情况和不良生活习惯（如吸烟）的影响考虑在内，肥胖也是导致死亡率显著上升的一大因素。

　　遏制住增龄性体重增长和肌肉流失，就是在延长我们的生命。这一点本书前文已经告诉过你了。

　　不过，你可能还不知道，有一篇研究综述总结了 32 项独立研究，发现摄入更多蛋白质，特别是植物蛋白，有助于降低由于各种原因（包括癌症和心脏病）而死亡的概率。

　　因此，"身体重置"计划不仅可以帮你成功瘦身，还能助你健康长寿。但是，如果把整体健康比作一个吧台常见的三脚凳，这两大好处只是其中两条凳子腿，而剩下的那条腿就是——更健康的生活。

更健康的生活，意味着你能快乐享受每一天，能够充分探索生活的未知，还可以继续保持高质量的两性关系。在本章中，你会看到合理安排饮食和运动是如何改善身体健康，又是如何减少伤病和残疾等健康风险的。"身体重置"计划能帮你预防炎症、感冒、流感，还能保护你免受糖尿病、心脏病和痴呆症（关于痴呆症的部分下章会详细介绍）的侵袭。我们能做的还不止于此，且看"身体重置"计划如何重置你的全身吧！

让炎症性衰老慢下来

随着年龄增长，慢性炎症成为导致人体肠道菌群变化、肌肉水平下降以及身体吸收营养物质能力衰退的元凶。前文中我们提到过慢性炎症对体重增加的影响，除此之外，健康专家发现，炎症还是许多与年龄有关的健康问题的幕后黑手。研究者们为此创造了一个术语"炎症性衰老"，来形容年纪增长后炎症的增多。

当你患上流行性感冒时，为了对抗病毒，体温会升高，这就是炎症反应所带来的结果。伤口在愈合过程中会红肿发热也是同样的原理。这两个例子都属于"急性"的炎症反应，即身体为了对付伤痛和疾病而采取的临时措施。一旦危险解除，炎症也就"功成身退"了。

与"急性"炎症相对的是"慢性"炎症，这种炎症反应过程缓慢。它由免疫系统的操作失当引起，使我们的身体持续处于一种高度戒备状态。从糖尿病到癌症，许多疾病都会引发轻度炎症。轻度炎症会刺激免疫系统，就像一个总是把消防警报拉响的顽皮鬼，而免疫系统就像尽职尽责的消防员，一听到警报就迅速出动。当受到轻度炎症的持续影响，免疫系统会操作失当，对无害的外来物质发动攻击（过敏就是其中有代表性的例子，从花粉到花生，引起过敏的很多物质是完全无害的），甚至还会攻击健康的身体组织。长此以往，免疫系统变得疲惫不堪、无法集中注意力。因此，当身体真的出现状况后，免疫系统就无法像从前那样做出有效响应了。

罗玛·帕瓦是美国国立卫生研究院的研究员，专门研究炎症反应，她告诉美国退休人士协会："随着时间推移，炎症会伤害到健康的细胞。"这一说法的原理是：当细胞遇到问题后，它们会释放一种化学物质向免疫系统求助。免疫系统会派遣白细胞前往，白细胞到达位置后开始工作——吞噬细菌、病毒、受损细胞以及一些因感染或受伤而产生的碎屑。

但是如果损伤过大，单靠白细胞无法处理，免疫系统还会召集中性粒细胞。中性粒细胞是白细胞的一种，它的杀伤力极大，是免疫系统手中的"手榴弹"。中性粒细胞所到之地，无论细胞好坏，片甲不留。中性粒细胞本身寿命较短，但是在出现慢性炎症的情况下，免疫系统会向曾经出现过炎症的地方持续输送中性粒细胞，这就伤害到了健康的身体组织。此外，炎症还会向动脉壁和静脉壁、肝细胞和脑细胞以及肌肉组织和关节发动攻击，它导致的细胞损伤会引发许多重大疾病，如癌症、痴呆病、糖尿病、心脏病、关节炎和抑郁症等。

罗玛·帕瓦补充道："由于慢性炎症一般比较轻微，所以它发作慢，也不易被察觉，日常生活中很难被诊断出来。甚至直到出现症状后，你才知道体内有慢性炎症存在。"

减少慢性炎症，可以有效预防多种疾病，减轻疾病影响。这些疾病包括阿尔兹海默病、糖尿病、心脏病等一百多种重大疾病及一些传染病。

引起轻度炎症的因素有很多，比如遗传因素和环境污染。但在所有因素中，年龄增长的影响最大。首先，随着年龄增长，身体会自然而然出现衰退。其次，在过去的几十年中，我们给自己的身体埋下许多隐患——压力过大、缺乏锻炼、睡眠不足、经常在烟雾缭绕的饭局或者酒吧里久处。这些不良的生活习惯在身体里累积了许多有害物质。

一些食物也会诱发炎症，不妨猜一猜它们是什么。提示一下，这些食物可是老朋友了，我们的牙医或者心脏病医生不止一次告诫过我们要远离它们。你可能会疑惑，炎症和牙齿以及心脏有什么关系呢？这并不奇怪，牙龈炎和动脉硬化都是由炎症引起的。

这些食物主要分为 4 种，分别是含糖量高的食品（美味可口的蛋糕、饼干和糖果）、劣质脂肪含量高的食品（如炸物）、预制肉类和精加工食品（精制大米、薯片以及白面包、椒盐卷饼、煎饼等精制面粉制品）。一项研究对 2735 名 59 岁人群开展了长达 13 年的追踪调查，研究结果显示，食用含糖食品最多而膳食纤维最少的女性群体，死于心脏病等与炎症有关疾病的概率是其他人的 2.9 倍。

天然未加工的食物含有丰富的维生素、矿物质、蛋白质、膳食纤维、

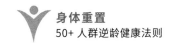
健康脂肪和植物性营养素，能够帮助我们对抗炎症。顺便提一句，植物性营养素是指能给植物赋予颜色的营养物质，正是它让黑莓呈现黑色、让蓝莓呈现蓝色。不过年纪增长以后，我们吸收这些营养物质开始变得困难，也就是说，吃下同样的食物，我们对抗炎症的能力不如从前了。打个比方，把我们身体里对抗疾病的"武器"比作电影《星球大战》中的光剑，年轻时，光剑能量充足，能用它轻松击退疾病；而年岁渐长以后，我们所摄入的营养却蓄不满这把光剑的能量了。

由此，我们可以得出结论，炎症让身体吸收营养的能力下降，缺乏营养又让炎症频发，这是一个恶性循环。要想成功控制体内炎症，我们必须保证自己不缺营养。

这就是为什么我们非常提倡大家多吃抗炎食物。一项面向 60 岁及以上群体的小型研究发现，富含多酚的饮食能够减少炎症的发生，改善身体内部器官的健康。研究人员最近还发现，中老年人吃的水果和蔬菜越多，患肌肉减少症的可能性就越低，这正是由于多酚类物质发挥作用，抑制了炎症。炎症对于肌肉也是有害无利。一项面对肥胖中老年人的研究发现，肌肉组织的减少与三种慢性炎症有显著关联，而炎症导致的肌肉组织减少，反过来又会导致更多的脂肪堆积（特别是腹部脂肪）。

不过，只要我们积极锻炼肌肉，就能抑制体内炎症。人体内腹部脂肪和骨骼肌相互角力，就像在进行拔河比赛一样，一方拉走的绳索越多，另一方手中的绳索就越少。实际上，根据 2019 年的一项研究，肌肉可以被看成一种重要的免疫系统调节器官。在我们运动时，它的调节功能最佳。尤其是在我们锻炼身体中的大块肌肉比如大腿肌和臀大肌时。所以，多做深蹲，多爬爬楼梯吧。体内炎症减少后，患动脉粥样硬化、糖尿病和胰岛素抵抗等相关疾病的风险也会有所降低。此外，运动还有助于改善体内器官健康，增强免疫力。

在本章乃至全书中，你会频繁见到"炎症"一词的身影。在英语里，"炎症"一词有许多诨名，比如"心血管疾病王子""糖尿病公爵""癌症君主"和"阿尔茨海默病皇帝"（关于阿尔茨海默病，下一章我们会详述）。换句话说，它是身体大多数疾病的统御者。因此，抑制慢性炎症就是在预防疾病，就是在减轻疾病对身体的危害。减少炎症有助于降低一百多种重大疾病的风险，包括流感等传染病，以及糖尿病、心脏病，还有风湿性关节炎、乳糜泻、牛皮癣、克罗恩病、雷诺氏病、不宁腿综合征、溃疡性结肠炎和子宫内膜异位症等多种疾病。

帮你远离感冒和流感

一提到免疫系统，我们就会想到抗体和白细胞这些高中生物课上学过的名词。新冠大流行期间各类媒体也频繁提到这些名词。的确，我们的免疫系统是一支微型的"军队"，勇敢的"守卫者们"游走于全身各处的血管，寻找并消灭带来麻烦的病毒和细菌。免疫系统和炎症两者之间是有所关联的，随着年龄的增长，慢性炎症不仅会给我们带来很多麻烦，还会对免疫系统产生有害影响，干扰免疫系统正常对抗疾病的能力。根据一篇发表在《美国医学协会杂志》（JAMA）上的研究显示，2020 年春季，纽约地区因新冠肺炎入院治疗的 57000 名患者中，34% 的人有糖尿病史，42% 的人身体肥胖，而 57% 的人血压水平高。这三类患者的共同点是体内都存在慢性炎症。慢性炎症让免疫系统每时每刻都处于防御状态，不停地向患处输送白细胞和

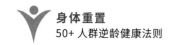
其他化学信使。在这种情况下，当人们被病毒感染而患上感冒或流感时，免疫系统会忙着处理慢性炎症，无暇他顾，抽不出身来抵御病毒。

"身体重置"计划除了能助你舒缓体内慢性炎症，还通过以下 7 种方法维护免疫系统正常运行。

补充膳食纤维

膳食纤维能滋养肠道中的有益菌群。照顾好这些"小家伙"，它们就可以让免疫系统保持在最佳状态。

补充胡萝卜素

胡萝卜素是身体制造维生素 A 的重要原料，而维生素 A 对于多种免疫细胞的生成至关重要。多食用橙色食物（如胡萝卜、哈密瓜和红薯）和绿叶蔬菜（如菠菜、罗马生菜和牡丹菜）可以帮助我们补充胡萝卜素。

多食用十字花科蔬菜

前文中我们介绍过十字花科蔬菜，几乎在所有的饮食方案中都有十字花科蔬菜的一席之地。西蓝花、花菜、卷心菜和其他十字花科蔬菜中都含有一种名叫半胱氨酸的氨基酸，有助于身体分泌一种叫谷胱甘肽的抗氧化剂，而谷胱甘肽能够有效调节免疫系统。吃饭时点上一盘卷心菜沙拉，就能获取这么多营养物质，何乐而不为呢？

多食用鱼类

脂肪含量较高的鱼类，如沙丁鱼和三文鱼，一般都富含欧米伽 -3 脂肪酸，而欧米伽 -3 脂肪酸能够消除炎症、改善免疫系统。

正确补充维生素 C

众所周知，维生素 C 和身体免疫力息息相关。我们对维生素 C 应该不陌生，在药店里经常能看见它的身影，比如感觉自己可能要感冒，就会在水里放一片维生素 C 泡腾片喝下去。不过，维生素有不同类型，有些维生素是脂溶性的，必须要储存在体内才能利用，比如维生素 A、维生素 D、维生素 E 和维生素 K。但是 B 族维生素和维生素 C 则和它们不同。不管你的身体在那个时刻能不能吸收利用它，这些维生素都会游经你的身体系统，稍做停留，然后就像小丑鱼尼莫一样被冲进下水道。这也是我们提倡你每一餐都要多吃水果蔬菜来补充维生素 C 的原因——一整天都能持续摄入维生素 C，这可比吃维生素 C 补剂或者在早餐时灌下一大杯热量极高的橙汁效果好得多。（要是你很爱喝橙汁，可以把一大杯分成若干小份，一天内分次饮用。这样一来既补充了维生素 C，又不会一下子摄入太多糖分。）

多食用富锌食物

锌是一种重要的微量元素，能够提升免疫力。"身体重置"计划提倡大家多吃的高蛋白食物，如豆子、豆腐、牛肉、猪肉和贝类等，里面也含有丰富的锌元素。

锻炼和维持肌肉

免疫功能得到改善，炎症有所减少，这不仅能够帮助你预防病毒侵袭，还能帮助机体抵御更为严重的健康威胁，尤其是癌症。一项研究发现，在 3241 名平均年龄为 54 岁的乳腺癌二期和三期的女性患者中，肌肉量较高

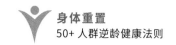
的患者存活机率远远高于肌肉量较低的患者。另一项研究表明，在接受了前列腺切除治疗的前列腺癌男性患者中，肌肉水平最低的患者更易出现癌症复发，死亡概率也更大。

保护你免受心脏病的威胁

心血管健康是大家非常关心的议题。影响心血管健康的因素主要有三种，即：血压水平、胆固醇水平和血管健康程度，它们会相互影响、相互作用。如果血压控制在正常范围内、胆固醇水平良好以及血管内部无斑块堆积，说明心血管非常健康。（同样，强壮的心脏肌肉也有助于心血管健康。详情见第十二章中的锻炼方案。）

而高血压、高胆固醇和动脉血管内部出现斑块则是体内存在严重炎症的信号。实际上，一项研究表明，不考虑胆固醇水平，如果体内的炎症有所减少，那么心脏病患者在未来心脏病复发和中风的风险会降低15%。

本书的饮食方案可以助你有效减少体内炎症、预防心血管疾病。此外，我们还能在以下三个方面帮助到你。

降低血压

精加工食品中钠含量过高，而钾含量过低。前者会使血压升高，后者则有助于降低血压。而我们平时食用的精加工食品实在太多了，尤其是包装好的预制食品，比如三明治午餐肉和火腿肠，以及品种繁多的零食。可以说，精加工食品就是造成人们普遍血压偏高的罪魁祸首。把血压水平看成一个跷跷板，钠元素坐在一端，使坏想让另一端翘上天空。而钾元素坐在另一端，想尽办法试图让跷跷板重新平衡。只要我们少吃垃圾食品，多吃天然的水果蔬菜，多补充蛋白质，血液中钾元素和钙元素的水平就能得到提升，钠元素的水平将会大幅下降。乳制品中富含钙和钾元素，此外，水果和蔬菜中的钾含量也比较高，特别是香蕉、橙子、葡萄柚、牛油果等水果和豆子、土豆、西葫芦等蔬菜。此外，"身体重置"饮食方案中推荐的食物——从富含益生菌的酸奶到膳食纤维含量高的杏仁，再到营养丰富的巧克力，也能帮助我们控制血压。

改善胆固醇水平，呵护动脉血管健康

炎症不利于动脉健康。如果让心脏病专家给你的饮食打分，餐盘中是否有各色水果和蔬菜是一个很重要的评分标准，关系到你的饮食能不能达到及格线。在一项115位新陈代谢出现问题的老年人（平均年龄为63岁）参与的研究中，连续半年每天吃一杯蓝莓的人，血管功能有所改善，高密度脂蛋白胆固醇（HDL, 即好胆固醇）水平也升高了。研究人员认为，这都是花青素的功劳。花青素是一种抗氧化剂，广泛存在于樱桃和黑莓以及其他红色、紫色和蓝色的食物中。和它类似的植物性营养素还有甜菜红碱，甜菜红碱能让甜菜变成红色。一项研究表明，增加甜菜红碱的摄入有助于降低同型半胱氨酸的浓度。同型半胱氨酸是一种会对动脉内壁造成损伤的氨基酸，它的降低有助于改善血糖和血压水平，以及调节体内低密度脂蛋白胆固醇（LDL, 即坏胆固醇）水平。

降低中风的风险

高胆固醇、高血压和动脉硬化不仅会危及心脏健康，还会增加中风的风险。此外，我们用来保护心脏的方法也有助于保护大脑。举个例子，众所周知，膳食纤维既有利于心脏健康，也有利于大脑健康。正因为食品营销人员知道你了解膳食纤维的好处，所以他们非常喜欢在自家早餐麦片之类的产品包装上重点强调一句"膳食纤维含量高"。不过，根据一篇研究综述表明，增加膳食纤维的摄入还可以让我们远离中风。另一项研究则更为具体，研究显示，每天多吃 10 克膳食纤维，中风的风险就会降低 12%。

除了上述的三个方面，"身体重置"计划还能通过提高和维持肌肉量这种方式来保护我们的心脏。一项研究表明，较高的肌肉力量水平有助于保护高血压患者远离早亡。另一项面向平均年龄为 43 岁的男性群体研究中，研究人员发现，如果处于高血压前期的人肌肉力量水平较高，那么他们之后几年患高血压的风险会大大降低。

将糖尿病拒之门外

糖尿病可是个令人担忧的大麻烦，在 45 岁到 64 岁的年龄段，美国人患有 II 型糖尿病（血糖水平过高）的比例为六分之一，而在 65 岁及以上年龄段，糖尿病患者的比例上升到了四分之一。此外，超过三分之一的成年人都处在糖尿病前期。那么，我们要怎么做才能将糖尿病拒之门外呢？答案很简单，那就是每天给自己安排一顿蛋白质丰富的早餐。

强调一下，不管你有没有得糖尿病，是不是处在糖尿病前期，还是单纯地想要预防这种疾病，每一天都要吃早餐，一天都不能落下。

研究人员综合分析了诸多项研究，参与对象超过 96000 人，他们发现只要一天不吃早餐，得糖尿病的风险就会升高。一周之内，不吃早餐的次数越多，患糖尿病的可能性就越大。一周不吃早餐达 5 次，风险将达到最高。也就是说，每天早上醒来后，一旦我们放弃吃早餐，糖尿病风险就随之而来。

而当 II 型糖尿病患者吃上一顿蛋白质丰富的早餐后，他们体内的血糖就得到控制。这顿早餐对血糖的积极影响会持续一整天。

所以，"身体重置"计划建议大家坚持吃早餐。早餐还要多吃蛋白质，蛋白质有助于身体维持和合成肌肉，而肌肉能够储存住血糖，从而实现对糖尿病的有效控制。一项参与人数为 13644 的研究发现，在受试者中，体内肌肉最少的人患糖尿病的风险比体内肌肉最多的人高了 63%。

不过，随着年纪增长，肌肉会出现流失，无法为血糖提供足够的储存空间，血糖水平自然也就随之上升。面对这种情况，身体想要控制住血糖，只能退而求其次，把多余的血糖转化成腹部脂肪。

但是，腹部脂肪增多又会加剧体内炎症，糖尿病本身就是一种炎症性疾病。一旦这种恶性循环持下去，人们因糖尿病恶化而发生的失明、器官衰竭和患心脏病的风险也将与日俱增。

保证身体灵敏度，远离滑跌和骨折

美国退休人士协会调查了 50 岁及以上群体最关注的健康问题，对于常见疾病的关注结果如下：癌症的关注度为 24%，紧随其后的是关注度为 23% 的痴呆及阿尔茨海默病，失明和心脏病的关注度分别是 19% 和 18%，中风的关注度则为 16%。这些健康问题非常可怕，所以几乎每次体检时医生都会着重强调。

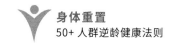

但是，丧失活动能力才是人们面临的头号健康问题，而非以上广为人知的五大健康问题，其危险程度不逊于上述五大问题，医生们却很少提起。调查中，丧失活动能力的关注度为 30%，还有 14% 的受访者将滑跌和受伤也列入其中。中老年人群体中，最需要关注身体活动能力的是 50 至 59 岁的人群，而非年纪最大的群体。

研究表明，我们的"步行速度"，即走路速度会在 50 岁左右开始下降。而"最快步行速度"，即我们赶时间时走路的速度则早在 40 岁左右就开始下降。

人老了就怕跌倒。这种恐惧是合理的。根据美国国家老龄化委员会的数据，每 11 秒就有一名中老年人因为跌倒而被送进急诊科，每 19 分钟就有一名中老年人死于滑跌。在美国，滑跌造成的致命性和非致命性伤害是中老年人住院治疗的主要原因。

活动能力是身体宝贵而脆弱的资产，它不是突然就丧失的。它的丧失往往早有预兆，最初可能只是膝盖嘎吱作响，或者是臀部和肩部酸痛而已。一开始我们会感到些许不适，但慢慢地就习惯了这些小病小痛。然而，随着时间的推移，伤痛累积，我们不再能像往常一样投入体育活动中，打网球、打篮球、慢跑，以及和友人在沙滩上漫步几小时都成了一种奢望。之所以出现这种情况，部分原因在于我们中年之后体重的增长让后腰、臀部和膝盖不堪重负。

缺乏锻炼会使我们更易发胖，发胖后身体灵敏度就会更差。研究表明，中老年人的身体质量指数（BMI，国际上常用的衡量人体胖瘦程度以及是否健康的一个标准）超过 30 时，滑跌的风险将会增至 78%。

"身体重置"计划希望保持你身体的活动能力，让它灵敏如昨。只要遏制住了增龄性体重增加，将体重控制在正常范围内，身体关节所受的压力将会大大减少，身体活动能力就会得到提高。体内炎症减少后，关节疼痛也会显著减少，通过合理饮食和锻炼，整体健康会有所改善，这意味着你能重新控制住步速和平衡能力。长远来看，你就能重新掌握住自己的生活。

轻盈健美的身材意味着更健康的生活、更长的寿命。保持身体活力，在未来的岁月里也会越活越开心。"身体重置"计划以健康的方式帮助人们获取足够营养，科学管理体重，只要尽可能按照"身体重置"计划安排自己的生活，很快就能看到回报。

随着年龄增长，衰退的不只是身体，还有大脑。在我们的一生中，很多人都必须痛苦地目睹自己深爱的家人精神出现衰退。哪怕身体强壮如初，但他／她的精神却慢慢走向衰弱了，这很难不让人感到痛心。所以，强健身体的同时也要保护好大脑，让它远离增龄性精神衰退，而"身体重置"计划会是你的好帮手。至于如何行动，下一章我们会详细叙述。

行动步骤第六条

要想改善健康，吃得好是第一位的。合理安排饮食，开展其他方面的健康行动也就更简单。（"身体重置"计划测试小组成员在参加测试后，他们的活力水平都有所提高，相信你知道这个后会更有信心！）

研究显示，要想培养一个新的好习惯，最好的方法是写出目标，列出一个简单易行的计划，再给自己设置好提醒，提醒自己在特定时间和地点开始行动。举个例子，假如你的目标是不再久坐，你可以写下目标，再做一个行动计划，比如工作时间尽可能多走动。然后，给自己设置提醒，比如说，每次接电话，就站起来走五分钟。下方列出了模板，请尽情试试吧！

我的目标是：

_____

我的计划是：

_____

我的提醒是：

_____

我要：

_____

第七章

"身体重置"计划，
让思维灵活敏锐

揭秘腹部和大脑不为人知的关系

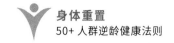

人们通常把认知能力衰退看作正常老化的必然结果。受遗传因素影响，我们的认知能力迟早会退化，就像上车后手中的车票，迟早会被检票员用剪票夹打上孔。

不过，我们不能把阿尔茨海默病（和其他类型的认知障碍症状）也看作年龄增长的自然结果。事实上，只要我们当下付出努力，就能呵护好自己的大脑，让它将来免受认知障碍困扰。保护大脑，最重要的方式之一就是一日三餐都要摄入营养优质的食物（同样道理，运动锻炼也有益大脑健康。关于运动的内容，本书的第十二章会详述。）

胡令芳博士是全球大脑健康协会成员，同时也是中国梁显利老年学和老年病学研究院教授以及中国香港中文大学营养研究中心主任，她告诉我们："对于中老年保健而言，意识到营养成分对大脑功能的影响很有必要。"

吃出大脑健康很简单

几乎每个人身边都有亲人朋友罹患老年认知障碍。一位同事的母亲就患上了阿尔兹海默病，下面我来简单介绍一下她的情况：

这位女士属于精力极其旺盛的类型，年岁渐长之后也风采依旧，她退休后没闲着，经常去剧院看戏，时不时在交响乐团兼职指挥，甚至还帮当地从政的候选人募集竞选资金。

所有的事情，她都能积极参与、全情投入，而这也正是大脑健康的标志之一。

但是，这位女士没有把好好吃饭当成生活中的头等大事。她早餐通常只喝一杯咖啡，午餐也吃得很随便。像大多数人一样，她主要从晚餐中获取大部分热量和蛋白质，在餐后甜点时间也从不亏待自己。她晚间会吃一大盘冰激凌，尤其钟爱石板街冰激凌（译者注：掺着坚果和棉花糖等配料的巧克力雪糕）和驯鹿足迹冰激凌（译者注：带有巧克力波纹的香草底和迷你花生酱杯）等，盘子满溢，如同她邮箱里的杂志和信件。

尽管这位女士头脑活跃、交游广泛，但是不良的饮食习惯让她的体型越来越臃肿，血压和胆固醇水平也随之飙升。

这位女士七十多岁时去医院检查，她告诉医生，自己有一次开车前往一个已经去了几十年的再熟悉不过的地方，竟然找不到路，而且她还记不住当天早上自己有没有吃过药。医生把她带去神经科做检查，但是她对过去的事情和历任总统的名字又记得很清楚。让她从 100 倒数到 1，她的速度比自己的女儿还快 7 倍。

医生问了这位女士是否拥有足够的睡眠时间，有没有受过精神刺激等问题，却没有问她的饮食状况，尽管她的体重问题是如此的明显。

这位女士八十岁出头的时候被查出患有轻度认知障碍，医生给她开了一些药物以减缓大脑衰退的进程，但仍旧没有过问她的饮食。结果，在确诊认知障碍的两年后，她被诊断患上了阿尔兹海默病。

曾因阿尔兹海默病失去至亲好友的人，往往会担心自己哪天也会患上同样的疾病，他们明白大脑能力退化对患者和患者的亲友来说是多么的痛苦。因此，在过去的数年间，人们比从前更关注大脑健康，想要了解大脑是怎么退化的，而我们又该如何行动才能延缓这种衰退。

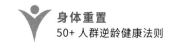

健康专家不断研究，得出一个结论——合理饮食能够极大地改善大脑健康。

全球大脑健康协会是由美国退休人士协会召集，由众多科学家和健康学家组成的国际合作组织。全球大脑健康协会对 50 岁以上群体开展研究并发现，在每周健康饮食 5~7 次的群体中，75% 的人认为自己的大脑非常健康（或者说思维十分清晰）。而在那些很少或从不健康饮食的群体中，仅有 38% 的人认为自己的大脑非常健康。

好消息是，任何时候开始健康饮食都不算太晚。全球大脑健康协会的执行主任萨拉·伦茨·洛克说："无论你什么时候开始调整饮食，大脑健康都能得到改善，认知能力衰退的风险也会随之降低。"

那么，对于大脑来说，什么样的饮食才算健康呢？

全球大脑健康协会发现，心脏"喜欢"的食物也有益于大脑健康。地中海饮食和 DASH 饮食（即富含水果和蔬菜，同时含少量低脂乳制品的饮食方式），这两种饮食方案和本书中的饮食方案一样，都是不错的选择。

那么，现在就开始行动吧！跟着"身体重置"计划的脚步，在未来的几十年里保持思维敏锐，降低脑部疾病风险，远离情绪紊乱和抑郁症。

记忆力下降了，你害怕吗？

当发现自己把车钥匙弄丢了，你会认为这是由于记忆力下降造成的，并为此焦虑不安吗？根据美国退休人士协会调查发现，在 40 岁及以上的群体中，大约有四分之三的人担忧自己的记忆力出现衰退，而大约三分之一的人表示自己的记忆力在过去的五年中有所下降。

饮食补脑知多少

建议常吃的食物

- 新鲜蔬菜（尤其是绿叶蔬菜，如菠菜、甜菜、牡丹菜、芝麻菜、绿叶甘蓝、芥菜、长叶莴苣、瑞士甜菜和萝卜叶子）
- 所有品种的浆果（注意，果汁不包含在内）
- 鱼类和海产品
- 健康脂肪（如特级初榨橄榄油、牛油果和所有蛋类）
- 坚果和种子

建议多吃的食物

- 豆类和豆类植物
- 所有种类的水果（包括浆果在内）
- 低糖低脂的乳制品（如原味酸奶和白软干酪）
- 禽肉
- 所有种类的谷物

需要控制摄入量的食物

- 油炸制品
- 糕点和其他高糖食品
- 精加工食品
- 红肉（如牛羊肉、猪肉、野牛肉和鸭肉）
- 红肉制品（如培根）

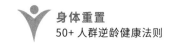

●饱和脂肪酸含量高的全脂乳制品，如奶酪和黄油[①]

●盐

来源：全球大脑健康协会（由美国退休人士协会召集）

多吃水果蔬菜，呵护大脑健康

水果、蔬菜丰富的饮食有助于滋养体内的微生物群，微生物群中生活着数以万亿计微小的细菌、真菌和病毒。从消化食物到调节免疫系统，几乎所有的生理活动都离不开微生物群。微生物群还会影响中枢神经系统，一旦失调就会引起帕金森、抑郁症、阿尔茨海默病和其他脑部疾病。

胡令芳博士说："人体内部微生物群主要以两种途径影响大脑健康，其中一种情况是体内出现炎症和肠道渗漏。一旦肠道出现渗漏，毒素等有害物质就会通过体内通路进入大脑，对大脑细胞造成污染和伤害。"

炎症早就被证实与认知障碍以及其他增龄性脑部疾病有关。此外，人体微生物群所分泌的化合物还会刺激迷走神经。迷走神经起始于颅腔深处的脑干，它将大脑与身体连接起来，不仅直接联结起大脑和消化系统，还会影响我们的情绪、体内炎症水平和压力水平等身体关键指标。

胡令芳博士和其他研究人员开展的一项研究发现，多吃蔬菜和水果有助于降低认知能力衰退的风险。

要想通过饮食呵护大脑健康，植物性食物多多益善，尤其是绿叶蔬菜。绿叶蔬菜中丰富的叶酸、维生素 K、叶黄素以及 β- 胡萝卜素对大脑非常有

---

① 出于保护大脑健康的考量，全球大脑健康协会只建议多食用低脂乳制品，但其他研究表明，全脂产品对身体还有其他好处。

益，这些元素都被证实与延缓认知能力衰退相关。

营养学家凯瑟琳·塔克强调，要想保护好身体和大脑，在日常饮食的安排中，不仅要加大植物性食物的摄入量，还要尽可能地增加种类。她告诉我们："体内炎症和氧化应激（一种因自由基产生的负面作用，被认为是导致身体衰老和疾病的一个重要因素）不仅对肌肉和各个器官有害，还是许多慢性疾病的幕后黑手。要想抑制它们，我们就要多吃水果、蔬菜和各种谷物，给身体补充各种维生素、矿物质、植物性营养素和膳食纤维。"

这些营养物质的最佳来源是天然食物，而非保健药品。去药店买一瓶叶酸药片很容易，但是据凯瑟琳·塔克所说，目前的研究尚不能证明吃保健品所得的效果和吃天然食物相等。她说："有证据表明，从食物基质中提取营养素而制成的保健药品，不会和天然食物产生同样的效果。举个例子，维生素 E 能帮助身体抗氧化，在 20 世纪 90 年代，几乎每个人都开始服用维生素 E 补剂，结果它并没有起多大作用。"虽然全球大脑健康协会发现维生素 E 补剂对大脑健康没什么明显效果，但是，直到今天，依然还有很多人口服维生素 E。

吃天然食物，尤其是各种各样的植物性食物，对大脑健康大有裨益。按照"身体重置"计划安排，为了改善大脑健康，我们每天至少要吃一份混合沙拉，沙拉中还可以加一些高蛋白的食物。此外，每天还要争取吃一杯半到两杯半不同颜色的蔬菜，以及 2~4 份水果。

该吃什么水果呢？和蔬菜一样，最好每种都吃一点。不过，研究显示，在帮助大脑健康的"荣誉殿堂"之中，所有品种的浆果都有其特殊的地位。大量动物研究表明，许多浆果都有助于抑制神经系统的炎症，如草莓、黑莓、蓝莓、黑加仑和桑葚等。

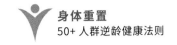
学会控制糖分，保护大脑健康

有人说，喝潘趣酒（一种用酒、果汁、香料等调和的鸡尾酒）会让大脑萎缩。

你可能会觉得这种说法太过夸张，像是家人群转发的健康文章。但是，科学研究发现，经常饮用含糖饮料会导致血糖升高，加剧胰岛素反应，引发大脑炎症，的确让人更易患上阿尔兹海默病之类的脑部疾病。2017 年的一项研究也发现，饮用过多含糖饮料会影响大脑总体积和海马体体积，使我们的情景记忆力下降。

此处所说的含糖饮料不仅仅是商店货架上的汽水和甜茶。2017 年的那项研究发现，潘趣酒等含果汁饮品也会对健康造成危害。我们尤其要小心隐藏在"健康饮品"中的糖分，比如果汁、果昔、运动饮料、能量饮料和调制咖啡。同样是容量为 16 盎司（约 454 毫升）的饮料，能量饮料中含有 60 克糖分，香草拿铁中则含有 35 克糖分，而同等质量的冰咖啡饮料就更厉害了，糖分竟然高达 180 多克，比 12 个甜甜圈的含糖量还高！

一项针对糖尿病患者群体的研究表明，体内血糖水平越高，记忆力和认知功能下降得就越快。

美国心脏协会建议男性每天摄入的添加糖热量不超过 150 卡（折合糖量约 37.5 克），女性则不宜超过 100 卡（折合糖量约 25 克）。然而，市面上随便一家饮品店提供的"混合果昔"就添加了 128 克糖分，这些糖分所带来的 512 卡热量全是多余热量，对身体一点好处也没有。

含糖饮料和含糖食品一样，都会诱发体内炎症，危害很大。"身体重置"计划建议，减少糖分的摄入主要分两步走：第一步，将高热量的含糖饮料从日常菜单中去掉；第二步，用高纤维、高蛋白和高营养的食物把肚子填满。

肚子不饿，就不会想着吃甜食了。

怎样吃出好心情？

情绪是身体健康的重要指标，心情愉快，身体也会如沐春风。良好的情绪离不开饮食。不过，许多我们平时爱吃的食物，比如奶酪通心粉、肉汁土豆泥、烤奶酪三明治和炸薯条等，只满足了口舌之欲，而没有照顾到身体的需求。如果这些食物加工过程中所用的油是玉米油或者花生油，那就更糟糕了。这类油脂中的欧米伽-6脂肪酸含量很高，很容易引起体内炎症，导致情绪低落。

根据《身心医学》杂志上发表的一项研究，中老年人体内的欧米伽-6脂肪酸水平越高，患抑郁症的可能性就越大。因此，我们最好用健康清爽的食物替代油腻易胖的食物，才能远离情绪低落，吃出好心情。

那么怎样吃出好心情呢？请看下面的建议。

多吃绿叶蔬菜

血液中镁元素含量低，以及饮食中镁元素摄入量少，都会增加我们患抑郁症的风险。深色绿叶蔬菜（如菠菜），各种豆子和南瓜子、杏仁、花生酱中都蕴含着丰富的镁元素，多吃这些食物，能帮你远离抑郁症。

早餐多吃蛋白质

蛋白质有助于一种名叫血清素的大脑激素合成，血清素可以帮助我们

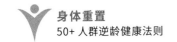

消除焦虑、保持心情愉悦。

多食用含有优质脂肪的鱼类

这种鱼类富含 EPA（即二十碳五烯酸）和 DHA（即二十二碳六烯酸，俗称"脑黄金"）这两种欧米伽 -3 脂肪酸，可以显著减少焦虑情绪，改善中度和重度抑郁症的症状。

少吃盐，多补钙和钾

血压过高会伤害大脑中的毛细血管，影响记忆力和思考能力。因此，把血压控制在正常范围内至关重要，而钾元素可以帮我们控制血压水平。事实上，研究人员发现，当高血压患者服用含钾的利尿剂时，他们患阿尔兹海默病的风险会显著降低。

钠元素也会影响血压水平。不过，与钾元素相反，它会导致血压升高。这也是为什么几乎所有卫生组织都一直劝告我们不要吃太多盐的原因。一项研究发现，将饮食中的盐减半，中风的风险能降低 85%。美国心脏协会建议，每人每天摄入的钠含量最好不要超过 1500 毫克（约四分之三匙的盐），而《膳食指南》则建议每天摄入的钠含量最好不要超过 2300 毫克（约一满匙的盐）。

尽管这些建议十分科学，但问题是它们操作起来难度很大。尤其现代社会工作节奏快，大家为了省事经常会去餐馆吃饭或者点个外卖，这种情况下要想控制盐分摄入是难上加难。

随便找一家快餐店买个汉堡套餐，不把炸物考虑在内，光是汉堡包中就有将近 1000 毫克的钠（有的汉堡包中的钠含量甚至高达 2000 毫克）。根据美国疾控中心的研究数据，在美式饮食中，汤、比萨、三明治和墨西哥卷饼这四种餐品是最主要的钠元素来源，而几乎每个连锁快餐店的菜单上都有它们的身影。

就算你不在外面吃午饭，每天中午都回家吃，想要控制盐分也没那么容易。自制的火鸡三明治（内夹芥末、生菜和奶酪）中钠含量就超过了 1500 毫克，其中 690 毫克的钠来自火鸡肉饼，还有 300 毫克来自两片面包。

不过，不必太担心，"身体重置"计划已经贴心地为你准备好了很多既低盐又美味的食谱，只需翻到第十四章即可。按照这些食谱做饭，你能减少盐分摄入，自然而然地控制住体内钠元素的水平。

不过，老实说，每天都精确控制住钠摄入量这件事有点儿不现实，毕竟我们总是要外出吃饭的，也不可避免地要吃到面包、比萨和汉堡包等钠含量很高的食物。"身体重置"计划也并非想剥夺我们进食的快乐。所以，外出吃饭时不用顾虑太多，尽管吃吧。除了调整饮食，"身体重置"计划还有很多种办法帮你降低血压。只要控制住体重，积极锻炼，血压也会自然而然地回归到正常水平。

不过，我们还是要注意多补充钙元素和钾元素，前文提到过，它们都有助于控制血压。同时，我们还要定期去医院，最好每天都量一下血压。要是医生给你开了降压药，一定要遵医嘱按时服用。血压水平关乎心脏健康和大脑健康，不能把它当作儿戏。

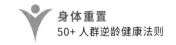

想要大脑健康，多吃健康脂肪和鱼类

因为营养非常丰富，橄榄被誉为"天堂之果"。生活在橄榄产地的人们，由于经常食用橄榄，所以很少出现认知能力衰退的情况。此外，他们患癌症、心脏病和Ⅱ型糖尿病等重大疾病的概率也很低。

多梅尼科·普拉蒂科是一名医学博士，也是美国天普大学阿尔兹海默病研究中心的主任。他说："地中海饮食已经被广为推崇了五六十年，而地中海饮食的核心正是橄榄油。"

以地中海最大的岛屿——西西里岛为例，该岛上的西西卡尼山区漫山遍野都是橄榄树。此处居民的饮食是典型的地中海饮食，他们常吃各种鱼类、谷物以及水果和蔬菜。同时，他们的生活和日常饮食中都离不开橄榄树。他们把橄榄当成零食吃，做饭时多用未加工的橄榄油（即我们熟知的初榨橄榄油）。

研究发现，西西卡尼山区居民的动脉血管比他们的年龄普遍年轻十岁。全球大脑健康协会的胡令芳博士还告诉我们，西西卡尼山区居民的大脑年龄也很年轻。她说："大脑健康和心脏健康都与血管有关。我们吃的食物决定了血管内是否会出现堵塞，而会堵塞心脏血管的物质通常也会导致脑血管栓塞。"

据胡令芳博士所说，大脑比心脏更容易受到影响。这是因为在血管被阻塞后，大脑和心脏都能在其周围长出新的血管作为替代，但由于大脑中的血管网络更为复杂，再生血管就不像心脏那么容易。

血管堵塞的克星正是像特级初榨橄榄油这样的健康脂肪，它能够把我们的血管内部打扫得干干净净。

除此之外，这些健康脂肪还有其他的功效。最近的一项研究发现，优质油脂中的化合物有助于清除堵塞在脑细胞通信通道间的蛋白质，放缓疾病恶化的速度。优质油脂中的一种关键化合物叫作橄榄油辣素（一种来自橄榄油中的多酚类物质），美国奥本大学的一系列动物研究发现，橄榄油辣素能够清理淀粉样蛋白。而淀粉样蛋白斑块与阿尔兹海默病脱不了干系。例如，在对小鼠的实验中，研究人员就使用特级初榨橄榄油冲洗掉了小鼠体内的 Tau 蛋白（一种微管相关蛋白，会影响人类的语言功能和记忆力）。

诚然，特级初榨橄榄油在动物研究中被证明的功效，在人类身上是否同样适用还尚无定论。但是特级初榨橄榄油的确是对人体有益的，更别说它还十分美味了。

请注意，我一直在强调要食用特级初榨橄榄油。特级初榨橄榄油和普通橄榄油之间有着天壤之别，就像全麦面包和精加工的白面包一样。特级初榨橄榄油中橄榄油辣素的含量极高，而在经过处理加工的普通橄榄油中，橄榄油辣素的含量低得可怜。

特级初榨橄榄油之所以被奉为补脑佳品，是因为它属于植物性油脂，而且没有经过精加工。其他健康脂肪也一样——牛油果、坚果、种子和花生中的脂肪之所以有益大脑健康，是因为它们不仅属于植物性脂肪，还含有丰富的单不饱和脂肪。一项面向 1.5 万名中老年女性的研究发现，比起从来不吃坚果的女性，每周吃 5 次或 5 次以上坚果的女性出现认知能力衰退的可能性更低。（此项研究由官方组织——美国国家老龄化研究所和民间组织——加州核桃协会共同资助。）

如果比较关注大脑健康，那你一定对欧米伽 -3 脂肪酸有所了解。它是一种广为人知的健康脂肪，能够降低大脑萎缩的风险。随着年岁增长，如

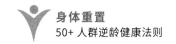

果大脑体积出现萎缩，那么人们患阿尔兹海默病的发病率就会随之增加。

研究表明，欧米伽 -3 脂肪酸家族能够抑制炎症、支撑脑细胞结构。美国俄勒冈健康与科学大学的研究人员 2011 年在《神经病学》杂志发表了一篇报告，研究人员发现，受试者血液中健康脂肪（包括欧米伽 -3 脂肪酸家族）水平较高时，出现脑萎缩可能性较小，各种维生素（包括维生素 B、维生素 C、维生素 D 和维生素 E）的含量也较高，而反式脂肪酸水平则比较低。此外，这样的受试者在认知能力测试中也比那些饮食质量一般的人表现得更好。

说到底，想要保证大脑短期和长期健康，方法有很多，而控制饮食这一方法，就像穿透力最强的一支箭，是最有效的对策之一。合理安排饮食，未来几十年间依旧可以保持大脑健康、思维敏锐。

追求更好的饮食，而非完美的饮食

每一餐都是改善大脑健康的机会，就算我们并没有按照饮食方案把饮食精确调整到完美的状态，但只要做出了调整，对身体都是有好处的。

为了观察健脑饮食方案的效果，研究人员开展了一项研究。结果显示，如果给最完美的饮食打满分（10 分），则平均饮食得分为 6.4 分，越注意饮食的人患阿尔兹海默病的风险下降幅度越大。当然，没有人能一丝不苟地按照饮食方案来，只要大体上坚持健康饮食，饮食得分能达到 5 分左右，患阿尔兹海默病的风险就会降低三分之一，甚至更多。

补充膳食纤维，助力大脑健康

是的，我们的年龄正在不断增长。身体正在走向衰老，体内的微生物群亦然。体内微生物群中聚集着数以万亿计的细菌，它们主要分布在肠道之中，而这些小家伙的健康程度深深影响着大脑健康。

如果你坐车时感觉胃部发紧，里面像打了个结，或者在演讲之前紧张得想吐，感觉肚子里像是有许多蝴蝶乱飞一样，那么你就已经感受过肠道神经系统的强大影响了。肠道神经系统也被称为"肠脑"，由消化道神经和诸多神经递质（比如能控制情绪的血清素）组成。

这种肠脑连接十分复杂，一方面，两个器官之间会来回传递电脉冲讯息，随时更新你的状态，不管是饥饿、焦虑、忧郁还是处于正常状态。举个例子，澳大利亚的研究人员发现，与整个学期中压力较小的时候相比，在考试周，学生肠道内的乳酸菌（一种益生菌）水平较低。而另一方面，消化道能够分泌很多激素促进大脑健康，举例来说，消化道所制造的血清素占整个身体血清素含量的90%，而血清素这种激素对于调节情绪至关重要。

肠道中这些复杂的任务都离不开益生菌的参与。我们主要从食物中获取益生菌，特别是经过发酵的食物，如酸奶和泡菜。而食物中的膳食纤维可以滋养我们体内已有的益生菌，帮助它们茁壮成长。

"身体重置"计划一直提倡大家多吃各类谷物和蔬果，多补充膳食纤维。以下列出了对大脑健康有好处的一些食物：

1. 酸奶

美国加州大学洛杉矶分校的研究人员进行了一项研究。他们把一群

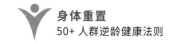

健康的女性分为三组，让第一组女性经常食用含有丰富益生菌的酸奶，让第二组女性食用不含益生菌的乳制品，而第三组女性则不食用任何乳制品。

　　研究开始之际，科研人员让所有女性看发怒或惊惧的人脸照片，同时给她们做核磁共振，观察她们的反应并做记录，四周后再进行同样的测试。四周后的观测结果显示，食用酸奶的第一组女性受试者对这些照片的反应比第一次测试时平静了许多，其他两组的反应和第一次测试时相差无几，甚至还有反应变得更大的。这个研究证明益生菌对大脑健康是十分有益的。同样富含益生菌的饮品还有开菲尔（一种经过发酵的酸奶酒）。

2. 冷冻的熟土豆

　　土豆中含有大量淀粉，煮熟后直接吃的话，由于身体消化淀粉的速度非常快，会造成体内的血压和胰岛素激增然后再下降。不过，如果将熟土豆冷冻，淀粉性质就会发生改变，转化为不能被小肠消化的抗性淀粉。抗性淀粉未经消化进入结肠后，就成了肠道菌群最好的养料。

3. 洋葱、扁葱和大蒜

　　这"三兄弟"都属于葱科植物大家庭，都含有一种叫菊粉的天然物质。菊粉中富含低聚果糖（一种可溶性膳食纤维）。研究表明菊粉有助于促进体内有益菌群的生长，让有害菌群在体内无立锥之地。此外，有些研究还表明，葱科植物能够帮助我们抵御感染、提升大脑功能，还能保护心脏、控制胆固醇水平。

4. 冷藏酸菜

酸菜和泡菜都有助于修复肠道有益菌群因抗生素治疗而受到的损伤。它们中含有的活性细菌能够壮大肠道有益菌群的规模。不仅如此，酸菜中的酶类和其他有益菌还能让身体更容易吸收营养物质。

选购酸菜最好要选冷藏酸菜，而不是货架上罐装或者瓶装的常温产品，后者为了储存方便会添加大量的醋，而醋会杀死大部分有益细菌。除了酸菜之外，你还可以多喝康普茶（一种发酵饮品，其主要成分是茶、酵母、糖），它对体内有益菌群也有很多好处。

要想大脑好，肌肉强健少不了

人体中约有 639 块肌肉，谈到肌肉这个词，你会联想到什么呢？

你可能会想到一些年近古稀却依然肌肉发达的壮汉，比如史泰龙和施瓦辛格；肌肉拉伤、关节扭伤和腰酸背痛等身体状况；一些有益于锻炼肌肉的食物，比如新鲜贝类。但你也许想不到，肌肉与大脑还有密切的联系——肌肉已被证实是决定人们未来脑部健康的关键因素。

"身体重置"计划提醒我们随着年龄增长要特别注意维持肌肉，不仅仅只是想让我们穿衣服更加有型而已。有项研究调查了 3000 名 54~89 岁的成年人，研究人员发现，人体握力水平与抑郁程度成反比，也就是说，人越强壮，就越不容易患上抑郁症。

除了改善情绪，肌肉在其他方面也起着积极作用。

研究表明，随着年纪增长，拥有强健的肌肉有助于保护大脑认知功能，防止认知功能丧失。有项研究将住在同一个老年社区的 970 名住户作为研

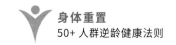
究对象，住户们在研究开始前均未出现认知能力衰退的迹象。研究人员为这些受试者做了一系列肌肉力量测试，记录下最高值和最低值。调整了年龄和性别等变量之后，研究人员将受试者的肌肉力量水平按高低排序，肌肉力量水平最高的指数达到3.3，最低的则为－1.6。1314天（约3年7个月）过去后，受试者中有 15% 的人患上了阿尔兹海默病。患病的风险很大程度上与肌肉力量水平相关——研究人员发现，肌肉力量水平每增加 1%，受试者患阿尔兹海默病的风险就会降低 43%。

而在另一项面向平均年龄为 63 岁的中老年人群体的研究中，研究者们通过核素扫描检查（PET）和计算机断层扫描（CT）确定受试者体内有多少肌肉。他们发现体内肌肉量增多与阿尔兹海默病的患病率下降有着显著关联。

一旦肌肉量减少，受到威胁的可不仅仅是大脑功能。研究表明，肌肉量低的人执行力通常比较差。而执行力指的是保持专注、组织工作和掌控生活的能力。人们通常认为肌肉发达的人头脑简单，但研究表示维持肌肉量是有助于我们保持头脑敏锐的，看来"四肢发达，头脑简单"这一刻板印象应该改变了。

行动步骤第七条

越来越多的研究发现，健康脂肪，如单不饱和脂肪（多见于橄榄、坚果和牛油果中）和欧米伽 -3 脂肪酸（多见于鱼类、大豆、核桃中）在防止认知能力下降方面起着至关重要的作用。

为了帮助你的大脑保持最佳状态，请在下方横线处填写五种将健康脂肪融入日常饮食的办法。（举例，如用橄榄油替代玉米油，或者在沙拉里加点儿核桃，以及做三明治时用金枪鱼代替火鸡肉等。）

1. _____

2. _____

3. _____

4. _____

5. _____

第八章

解码超市标签

帮你找到最健康的食物

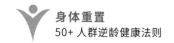
营养专家经常挂在嘴边的一句话是："多吃天然食品"。这里的"天然食品"指的是只有一种成分的食物，比如鸡肉、糙米、杏仁、苹果和西蓝花。如果你想要健康生活、重置全身，那么吃的天然食品越多越好。

但是现实情况和理想状态是有出入的，很多时候，我们不得不购买一些盒装、袋装或者罐装的加工食品。由于商店里出售的食品大都经过加工，我们根本买不到成分单一的意大利面酱料或者沙拉酱，哪怕是最普通的面包里也有很多添加剂。不过，不必太担心，学习本章节的内容可以帮助你在超市和商店里挑选出营养最丰富的加工食品（不论这些食品是生活必需品还是零食）。所以，来吧！跟我们一起去逛超市，帮你轻松选购营养健康的食品。

值得注意的是，在出发之前，最好先列一个购物清单，再按照清单逐一购买。之所以要列计划，是因为超市里面的促销策略可不少，总是会让你不知不觉间买下本来不打算买的东西，而按照购物清单进行采购，就能避免这种情况，买到自己真正需要的营养食品。研究也表明，习惯在去超市前列好购物清单的人，他们更有可能选择健康食品。这就像古代军队将领们耳熟能详的名言：绝不打无准备之仗。

超市摆货讲究多

你的生活中肯定有过这样的经历：列好了购物清单，结账的时候发现购物车里的东西相比原来的计划差不多翻了倍；想去超市买点儿牛奶和面包，最后购物车里莫明其妙地出现一盒巧克力小饼干。

一家超市就像一个巨大的捕蝇草，在分析数据的基础上，抛出香甜的诱饵将顾客吸引进来，在各种"买买买"的陷阱中无法脱身。超市货架的布局和商品的摆放都是精心设计过的，就是为了迎合顾客的心理。

下面就是一些典型的例子：

水果、蔬菜总会摆在超市一进门的地方

这是为什么呢？因为一进门就看到水果、蔬菜这类计划要买的健康食物，会唤起我们购物的兴致。当我们买好蔬果，心满意足推着购物车逛超市时，自然不会介意带上几盒零食一起。

牛奶和鸡蛋会放在靠后的位置

你可能会有点儿疑惑，宣称要给顾客带来方便的超市怎会把这些食品摆在很靠后的位置呢？难道意识不到顾客几乎每次去超市都需要买些乳制品和鸡蛋回家吗？其实不然，他们恰恰是考虑到这一点才如此安排的。如果我们想买这些必需品，就不得不穿过迷宫一般的零食货架，在这过程中我们很容易被其他商品吸引。

除了鸡蛋和牛奶，肉类以及海鲜也都被靠后摆放，不会放在中间的货架上。

中间的货架和过道两边会摆放许多精加工食品

在超市里，靠墙摆放的一般都是人们需要的新鲜营养的食物，而中间

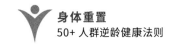

的货架和过道上摆满了各种精加工食品，让我们很容易迷失其中。这时候购物清单的作用就体现出来了。记住：只买自己计划要买的商品，而且一定要仔细看清标签和成分表。

离店前，收银台也有诱惑在等着你

收银台边总会摆放一些轻巧便携的零食。所以，哪怕你已经严格按照购物清单采购健康食品，在即将离店前的片刻，还是有可能拿起自己本来没打算买的小零食。

花样百出的超市标签

当我们置身于超市中间地带的货架时，往往会按照媒体的宣传或者营养专家的建议，重点关注食品所含的热量。我们往往会做一下对比，然后把热量最低的那一款放进购物车。此外，"低卡食品""瘦身食品"和"低脂食品"这样的标签也会影响我们的选择。

但是，减少热量摄入并不是"身体重置"计划的目标。我们希望用富含维生素、矿物质、蛋白质、膳食纤维和健康脂肪的食物代替营养价值低的食物，也确实提倡要避免那些热量为主的食品，但过度关注减少热量与我们的理念是背道而驰的。

"身体重置"计划的核心饮食理念可以简要归纳为以下三个原则：

- 原则一　多摄入蛋白质
- 原则二　多摄入膳食纤维
- 原则三　尽量少摄入糖分

当然，这三条原则只是健康饮食的一部分，除此之外，我们还需要多吃水果和蔬菜，为了保护心脏还要多吃含有健康脂肪的食物等等，但涉及加工好的包装食品的营养质量时，这三条原则就足够了。

具体做法是，在挑选食品时观察成分表，然后按照下面的方法去计算：将营养成分表中标注所含的蛋白质含量和膳食纤维含量相加，然后，将这个和与糖含量进行对比，如果前者多于后者，那这种食品就相对健康。

大多数的包装食品都含糖。有些食品为了吸引你的味蕾，添加大量的糖，而忽视了蛋白质和膳食纤维这两种营养素。我们最好不要购买这种食品。

以麦片为例，以下几种即食麦片按照"身体重置"计划的饮食理念来看都是非常健康的食品。

纤维1号（Fiber One）高纤蜂蜜麦片

蛋白质含量4克，膳食纤维含量10克，两者之和为14克

糖含量9克

家乐氏（Kellogg's）全麸纤维麦片，原味

蛋白质含量4克，膳食纤维含量10克，两者之和为14克

糖含量6克

脆谷乐麦圈（Cheerios）

蛋白质含量5克，膳食纤维含量4克，两者之和为9克

糖含量2克

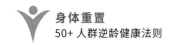
一张图教你看懂营养成分表

1. 每日膳食纤维推荐摄入总量

女性每人每日 20~25 克，男性 30 克。

营养成分表

每份包装含 8 份

每份	三分之二杯（55 克）

每份含热量	**230 卡**

项目	每 55 克	每日所需营养素参考值 *
脂肪总含量	8 克	10%
饱和脂肪	1 克	5%
转化脂肪	0 克	
胆固醇	0 毫克	0%
钠	160 毫克	7%
碳水化合物总含量	37 克	13%
膳食纤维	4 克	14%
糖分总含量	12 克	
添加糖含量	10 克	20%
蛋白质	3 克	
微量元素		
维生素 D	2 微克	10%
钙	260 毫克	20%
铁	8 毫克	45%
钾	240 毫克	6%

* 每日所需营养素参考值（DV）：营养专家建议我们每日应从膳食中摄入 2000 卡热量，以此为标准，每日所需营养素参考值即一份食物中所含的营养成分占每日所需营养总量的比例。

3. 每日钠元素推荐摄入总量

据美国心脏协会建议，每人每日摄入的钠含量不宜超过 2300 毫克。

5. 每日蛋白质推荐摄入总量

女性每人每日应摄入 75~100 克蛋白质，男性为 90~120 克蛋白质。

4. 维生素 D 及钾、铁、钙等矿物质

尽管很多食品中会额外添加其他营养素，但这四种营养素是人体所需的基本营养素，对于人体健康至关重要。

2. 每日糖分推荐摄入总量

尽量少摄入添加糖。女性每人每日摄入的糖量应低于 25 克，男性应低于 36 克。

遗憾的是，并非所有麦片品牌的产品都像上面的三种那么健康。此外，同一品牌旗下的不同产品也有区别。以脆谷乐品牌为例，它旗下的蜂蜜坚果味麦圈是另外一种情况：

脆谷乐麦圈 蜂蜜坚果味

蛋白质含量 3 克，膳食纤维含量 3 克，两者之和为 6 克

糖含量 12 克

很多加工食品的原材料中含有大量天然蛋白质和膳食纤维，你可能觉得这些食品一定是健康食品。但是，永远不要低估食品厂商为了迎合大众口味所做的努力，为了让这些食物更受欢迎，他们会无所不用其极。以焗豆子为例，豆子富含蛋白质和膳食纤维，焗豆子听起来也很健康，它怎么可能不是一个明智的选择呢？别着急，让我们看几个产品的例子一探究竟。

布什（Bush's）牛排风味焗豆

蛋白质含量 7 克，膳食纤维含量 5 克，两者之和为 12 克

糖含量 19 克

亨氏（Heinz）肯塔基威士忌和朗姆酒烧烤风味焗豆

蛋白质含量 7 克，膳食纤维含量 5 克，两者之和为 12 克

糖含量 18 克

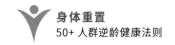

汉诺威（Hanover）乡村风味焗豆

蛋白质含量 7 克，膳食纤维含量 6 克，两者之和为 13 克

糖含量 14 克

当然，食品厂商也会制造一些相对健康的产品，以汉诺威品牌为例：

汉诺威北方风味焗豆

蛋白质含量 7 克，膳食纤维含量 7 克，两者之和为 11 克

糖含量 0 克

只要养成看商品标签和成分表的习惯，每次重点关注蛋白质、膳食纤维和糖的含量，那你就能在类似的产品中找出最健康的。

举个例子，设想一下，你现在正推着购物车在超市里找一款食品来搭配早餐的鸡蛋，眼前出现了三个几乎一模一样的产品，于是你逐个拿起，观察成分表。

你最先拿起来的是两款玉米薄圆卷饼，它们的三项指标如下：

麦西恩（Mission Garden）菠菜卷饼

蛋白质含量 6 克，膳食纤维含量 1 克，两者之和为 7 克

糖含量 1 克

麦西恩低卡菠菜卷饼

蛋白质含量 6 克，膳食纤维含量 15 克，两者之和为 21 克

糖含量 0 克

这两款产品都能卷鸡蛋吃，但是低卡版卷饼中的膳食纤维含量更高，还不含糖。看完卷饼，你又看起了两款切片吐司面包，它们的三项指标如下：

阿诺德（Arnold）乡村风味燕麦吐司（两片装）

蛋白质含量 10 克，膳食纤维含量 2 克，两者之和为 12 克

糖含量 6 克

阿诺德 12 种谷物全麦吐司（两片装）

蛋白质含量 10 克，膳食纤维含量 6 克，两者之和为 16 克

糖含量 4 克

两款吐司面包都很有营养，根据营养成分表，第二款的蛋白质和膳食纤维含量更高，糖含量更少。那么，你会选哪一款呢？

最后，你拿起两款英式松饼，它们的三项指标如下：

托马斯（Thomas's）肉桂葡萄干英式松饼

蛋白质含量 4 克，膳食纤维含量 2 克，两者之和为 6 克

糖含量 8 克

托马斯全麦英式松饼

蛋白质含量 5 克，膳食纤维含量 3 克，两者之和为 8 克

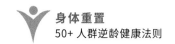
糖含量 1 克

这两款英式松饼的蛋白质和膳食纤维含量差不多，但是第一款的糖含量是第二款的八倍之多！

简单总结一下食物挑选公式：

（蛋白质含量＋膳食纤维含量）－ 糖分含量

将蛋白质和膳食纤维含量相加，减去糖分含量，如果差值大于零，就是健康食品。差值越大越好。

用好这个食物挑选公式，你就能找出健康营养的食物，甚至在选零食时它也能派上用场。你相信吗？用这个公式竟然可以找到健康的巧克力棒！以下列三款巧克力棒为例：

格林布莱克氏（Green & Black's）85% 有机黑巧克力棒（10 块装）

蛋白质含量 3 克，膳食纤维含量 4 克，两者之和为 7 克

糖含量 4 克

瑞士莲（Lindt Excellence）85% 黑巧克力棒（4 块装）

蛋白质含量 5 克，膳食纤维含量 6 克，两者之和为 13 克

糖含量 5 克

吉尔德利（Ghirardelli）86% 可可午夜美梦巧克力棒（两块半装）

蛋白质含量 2 克，膳食纤维含量 4 克，两者之和为 6 克

糖含量 3 克

以上三款都是纯黑巧克力，此处以它们作为例子是想证明，认真观察营养成分表，按照公式进行计算，即使在看起来和健康丝毫不沾边的食物之中我们也能找到优质营养的食品。

注意，此公式不适用于所有食物。不是任何一种食品中的糖含量小于蛋白质与膳食纤维含量之和，它就能被定义为健康食物。如果把这个公式套到所有食物上，那连薯片和培根就是顶级健康的食品了，这显然是不合理的。

我们建议在比较同一类的各种产品时使用这个公式，或者在犹豫要不要买某种包装食品时，看看它的标签和成分表，用公式计算一下，帮助你快速做出选择。

包装上的宣传语，你真的看懂了吗？

为了吸引人们的眼球，食品包装上通常都印着各种各样醒目的宣传语。我们消费时很容易受宣传语的影响。不过，真的要评估某种食物是否健康，我们不能光听商家在包装上的宣传。

以下是一些常见的食品营销词语：

- **添加多种谷物：** 这一说法只能说明产品内添加了很多类型的碳水化合物，并不意味着产品是全麦的或健康的。
- **瘦身：** 包装上出现这个词，大概率意味着这个产品里添加了许多代糖，热量是低了，但是营养物质也少得可怜。选购时千万避开这个

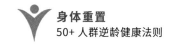

标签，如果你比较在意热量，可以仔细看看营养成分表再做选择。

- **优质：**和产品质量基本没什么关系，充其量意味着会卖得更贵。
- **天然：**"天然"一词就是一个营销术语，毫无意义，它没有得到任何官方机构的承认。
- **手工制作：**这一概念非常模糊，听起来就像把一群可怜的老工匠偷偷关在某个地下工厂里做出的产品似的。
- **家庭自制：**这个概念同样模棱两可，似乎不仅把老工匠们关在地下工厂里做，还让他们必须把家安在工厂中，听起来太残酷了。

以上名词是我们需要避开的营销陷阱，不过，商品包装上有一些宣传语还是有指导意义的，能帮助我们选出更健康的食物。

请看下列词语：

- **低钠：**官方机构将每份产品中钠含量低于 140 毫克的食品定义为低钠食品。看到低钠这个标签可以放心买，不过，当你看到"少钠"这个相似的标签时要格外留心一下。少钠只能说明食品中钠含量较正常的该种食品少了（至少 25%），但是整体含量未必能够达到低钠食品的标准。
- **低脂：**这个标签意味着每份食物所含有的脂肪少于或者等于 3 克。和低钠一样，低脂这个标签也有个长得很像的"亲戚"，即"减脂"。减脂食品的脂肪含量较正常的该种食品少至少 25%，但不一定达到低脂食品的标准。此外，减脂食品中的含糖量往往特别高。
- **清淡：**美国食品药品监督管理局（FDA）规定，当某一食品的热量、钠含量和脂肪含量比同类产品少时，宣传时可以标注"清淡"一词。但就像低脂食品一样，清淡食品中往往也会添加很多糖。

- **百分百全谷物 / 全麦：** 商品上的"全谷物"表示所有碳水化合物中全谷物所占的百分比。如果写着 100%，意味着所有碳水化合物都属于全谷物，每份至少含有 16 克。如果印着 50%，意味着至少一半是全谷物，每份至少含有 8 克。如果商品包装上印有全谷物，但没有说明百分比，那么说明该产品至少含有 8 克全谷物。

甜蜜陷阱——添加糖

在超市中间的货架再驻足片刻吧，拿起一种食品，看一看营养成分表中糖含量那一栏。从 2020 年开始，美国农业部要求所有包装食品除了标明糖分含量之外，还需明确标示"添加糖"的含量。

添加糖有别于食物原料中自有的天然糖分，是由食品制造商人为添加进去的，常见的有蔗糖等。比如纯牛奶中含有一定的乳糖，乳糖就是天然糖分，但如果我们往牛奶中加入巧克力粉，这杯牛奶里就有添加糖了。

对于关注食物营养的人来说，这次美国农业部的新规是一大福音。提倡人们食用的营养食物中，特别是水果和乳制品，含有大量的天然糖分，这是大自然赋予我们的，也是最好的。而添加糖则迥然不同，食品厂商为了改善产品口味而添加了这些甜味剂，它们几乎没有任何营养价值可言。

下表列举了一些添加糖，它们很可能就在你最爱吃的食物里。

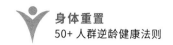
常见添加糖

龙舌兰花蜜	葡萄糖	枫糖浆
无水葡萄糖	蒸发甘蔗汁	糖蜜
甜菜糖	果糖	煎饼糖浆
糙米糖浆	浓缩果汁	糖粉
红糖	果浆	原糖
甘蔗晶	葡萄糖	大米糖浆
椰子棕榈糖	果葡糖浆	蔗糖
细砂糖	蜂蜜	食糖
玉米甜味剂	转化糖	甘蔗糖浆
玉米糖浆	乳糖	调味糖
玉米糖浆颗粒	麦芽糖	分离砂糖
结晶果糖	麦芽糖浆	白砂糖

添加糖会让本来健康的食物变得不再健康。让我们先看一个简单的对比：

乔班尼（Chobani）低脂原味希腊酸奶（每份四分之三杯）

热量 130 卡

糖分总含量 4 克

添加糖含量 0 克

膳食纤维 0 克

蛋白质 17 克

这杯无添加的酸奶成分表简单清晰——它的脂肪含量很低，还有 4 克来自牛奶的天然乳糖。那么，加了添加糖版本的会有什么变化呢？请看：

乔班尼芒果味 2% 含脂量希腊酸奶（每份三分之二杯）

热量 130 卡

糖分总含量 14 克

添加糖含量 9 克

膳食纤维 0 克

蛋白质 11 克

怎么会有这么大的变化呢？这都归因于排在成分表第三位的添加糖，加了蔗糖后，这杯酸奶就不再是健康食物了。

如果你喜欢芒果的味道，不一定非要选芒果味的食物。在低脂原味的酸奶里加入三分之一杯芒果果肉，不仅能享受美味的果肉，还能额外补充 8 克天然糖分和 1 克膳食纤维。这样的一份酸奶按照我们的食物公式计算，可以被归类于健康食物。它的营养成分如下：

乔班尼低脂原味希腊酸奶，加三分之一杯芒果果肉

热量 165 卡

糖分总含量 12 克（乳糖含量 4 克，芒果果肉含糖量 8 克）

添加糖含量 0 克

膳食纤维 1 克

蛋白质 17 克

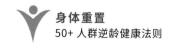

乳制品挑选有学问

比较看重健康的人群在购买自己喜欢的乳制品时会下意识地选择低脂版本。追求低脂往往意味着要牺牲食物的风味和口感，因此他们选购的时候心里常常很纠结，甚至还会和家人出现分歧。人们会想：咖啡加脱脂奶喝起来还会很丝滑吗？不含脂肪的原味酸奶到底好喝不好喝？应该选脂肪含量为 1% 或者 2% 的，还是选半脱脂的呢？

其实无须纠结。事实上，除了能够减少一点热量，低脂乳制品提供的营养价值并不是特别高。举个例子，有项研究发现，不管是吃全脂乳制品还是减脂乳制品，每天吃三份乳制品的人患中风和心脏病的风险比只吃一份乳制品的低得多。关于乳制品中所含的脂肪对心脏健康影响的研究结论众说纷纭，有些研究结果甚至是相互矛盾的。当我们选择乳制品时，其实应该更关注钙含量和维生素 D 含量，这两种营养素对健康非常重要，同时又很难在除了乳制品之外的其他食品中获取。

但我并非鼓励你大吃特吃奶油和半融黄油。一杯全脂牛奶的脂肪含量是 8 克，而一杯黄油的脂肪含量高达 184 克。冰激凌也绝非健康之选——就算不考虑这种冷冻乳制品中所含的脂肪，其中大量的添加糖也让它和健康沾不上边。

我想强调的是，如果你喜欢全脂乳制品，挑选时大可以不要考虑那些低脂版本，更不必有负罪感。全脂乳制品里额外的脂肪会让口感更好、更柔滑，如果这能让你更频繁地食用白软干酪、希腊酸奶、奶酪片或者牛奶等健康食品 / 饮品，那就尽管吃吧！

乳糖不耐受者没法喝牛奶，也没法吃含乳糖的乳制品。如果你也是这样，那么挑选乳制品的替代品时要擦亮眼睛，不是所有的替代品都一样有营养，下表列出了牛奶及其替代品的营养。大多数替代品的蛋白质含量较低，所以它们根本替代不了乳制品。如果你想用非乳制品替代乳制品，可以选择豆奶和豌豆蛋白粉，它们可以为身体提供牛奶所能提供的蛋白质（约四分之三）。注意，一定要选择钙强化版本的产品，最好额外添加维生素 D。

牛奶及其替代品营养一览表
（以一杯为基本单位，不添加任何糖分）

名称	热量（单位：卡）	蛋白质	脂肪	钙
脱脂牛奶	101	10 克	0 克	300 毫克
全脂牛奶	149	8 克	8 克	300 毫克
豌豆乳	70	8 克	4.5 克	451 毫克
豆奶	105	6 克	3.5 克	300 毫克
燕麦乳	101	4 克	1.5 克	19 毫克
亚麻乳	46	2 克	3 克	29 毫克
杏仁乳	90	1 克	2.5 克	451 毫克
椰乳	76	0 克	5 克	459 毫克

好好吃肉——了解肉类、禽类和海鲜

美国式饮食离不开肉类。西餐盘上的各种肉类，和香甜的苹果派、无所不能的超人以及引人注目的雪佛兰敞篷跑车一样，都是美式繁荣的象征。

但是吃太多肉不是一件好事。当你走进一家备受欢迎的连锁餐饮店，

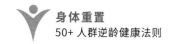
吃了一份 22 盎司（约 623.7 克）的牛排，所摄入的蛋白质含量就超过了每顿饭身体所需和所能消耗的蛋白质总量的四倍（前文中曾提过，身体一次性只能消化 30 克到 40 克蛋白质）。如果消化不了，说明你额外花的钱和额外摄入的热量都是无意义的，因此可以自己在家烹调肉类，不仅经济实惠，还更加健康。

红肉

美国农业部要求商家给所有在售红肉贴上标签，比如"一流""上等"或者"精选"等。这些标签听起来都很有吸引力，事实上，它们还能用来划分等级，评判标准是肉类本身的脂肪含量或油花（即大理石纹）。不过，不论是什么等级的肉，其中的蛋白质、维生素和矿物质含量都是差不多的。

- **一流：**油花非常丰富，代表肉质细嫩，美味多汁。带有这一标签的肉通常脂肪含量很高。
- **上等：**油花相当丰富，虽然比"一流"略微逊色，但是脂肪含量也比较高。
- **精选：**比"上等"的肉瘦一些，脂肪含量较低，但肉质依然细嫩。一般名字中会带有"腿肉""肩肉"或"腰肉"等词。
- **精瘦：**肉中脂肪含量最低的部分。

如果你的预算比较充足，又比较关注肉的口感和风味，那么你可以选择等级高一些的肉类。不过，如果你喜欢吃瘦一点的肉，那么带有"精选"标签的肉类会是最优选择。它的价格相对实惠，腌制后烹调或者与其他菜同炒都很棒。

想要补充蛋白质，除了红肉之外，还可以找到很多代替品。

怎么选到脂肪比较少的肉？

这些关键词，就代表着脂肪含量较低的肉类：

牛肉：牛腿心肉、牛腱、牛腰、牛上腰肉、牛里脊

猪肉：猪里脊、猪上腰肉、猪腰肉、猪排骨肉、猪肋排

羊肉：羊腿肉、羊前腿肉、羊腰肉

常见汉堡肉饼营养对比表

营养成分（每份）	碎牛肉饼80% 瘦肉，20% 脂肪（100 克）	别样牌（Beyond）植物肉预制肉饼（113 克）	不可能牌（Impossible）植物肉预制肉饼（113 克）	晨星牌（Morning Star）黑豆植物肉饼（63 克）	博卡牌（Boca）植物肉预制肉饼（71 克）
总热量	270 卡	290 卡	240 卡	110 卡	100 卡
饱和脂肪含量	6.7 克	5 克	8 克	0.5 克	1 克
蛋白质含量	26 克	20 克	19 克	9 克	13 克
钠含量	75 毫克	450 毫克	370 毫克	320 毫克	350 毫克

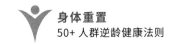

禽肉

鸡肉价格低廉，是人们首选的一种瘦肉。它不像红肉，红肉按品质划分等级，不同部位的肉也有不同的讲究。鸡肉一般只分为两大类，即鸡胸肉和鸡腿肉。

当然，食品厂商可不会就这么简单将其分成两类售卖。在鸡肉的包装袋上，也有许多营销术语，这些有"魔力"的术语，会让你觉得包装袋里的鸡肉，似乎不久前还在铺满了绿草的天然农场里追逐奔跑，事实上，这些鸡肉可能与诗意的农田毫无关系。以下内容可以帮助你解码商家给鸡肉打上的标签。

风冷式鸡肉

处理鸡肉的传统方法为水冷式，即将屠宰后的鸡浸入冰冷的水中以达到杀菌效果。鸡肉在这个过程中会吸收自身重量 12% 的水——这下你知道了，当你买水冷式鸡肉时，有 12% 的钱买的是水，而不是鸡肉——但这样不仅肉的味道会变淡，还会让人吃起来觉得有点儿恶心。风冷式鸡肉则会跳过浸水这一步，将鸡肉放进制冷装置中直接冷却。这样处理，鸡肉冷却的过程会比较缓慢，但鸡肉的肉质会因此变得更嫩，含水量也会更少。（此类鸡肉一般还会有一个"不含水残留"的标签。）

自由放养式鸡肉

按照字面意思，一只"自由放养"的鸡必须要接触到户外环境。不过，美国农业部并没有给"户外"一词下确切的定义。因此，所谓自由放养可能只是在鸡笼上开了一个小洞，让鸡能把头伸出笼外罢了。

有机鸡肉

如果说一只鸡是有机的，那它应该是吃有机饲料长大，能在牧场中自由活动。有机鸡肉的包装上会印有美国农业部的印章，保证这种鸡肉如宣传广告上的一样。

海鲜

海鲜是一种广受欢迎的红肉替代品。一方面，海鲜能为我们提供精瘦蛋白质，而且许多海鲜中还含有欧米伽 -3 脂肪酸，有益大脑和心血管健康。但另一方面，你可能也听说过有人因食用被重金属污染的海鲜而出现身体问题，这会让你质疑这些到底是不是健康的肉类替代品。不过，不必担心，市面上大多数海鲜没有受到严重污染，非常安全，可以每周都吃。只有极少的海鲜是不够安全的。

如果你走进超市的海鲜区，面对众多新鲜或者冷冻的海产品时眼花缭乱不知怎么选择，那么可以参考《伯克利健康通讯》，根据欧米伽 -3 脂肪酸含量高低给海鲜做的排名。排名如下：

欧米伽 -3 脂肪酸含量大于 1500 毫克

野生鲱鱼（产自大西洋和太平洋）；人工养殖的三文鱼（产自大西洋）；野生帝王鲑鱼（即三文鱼）；野生青花鱼（产自太平洋）；野生竹荚鱼

欧米伽 -3 脂肪酸含量在 1000~1500 毫克

粉鲑鱼罐头、红鲑鱼罐头、大马哈鱼罐头；竹荚鱼罐头；野生鲭鱼

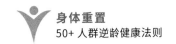
（产自大西洋）；野生马鲛鱼（产自大西洋与西班牙）；野生蓝鳍金枪鱼

欧米伽-3 脂肪酸含量在 500~1000 毫克

野生的红鲑鱼、银鲑鱼、大马哈鱼和粉鲑鱼；沙丁鱼罐头；白金枪鱼罐头（长鳍金枪鱼）；野生剑鱼；人工养殖的彩虹鳟鱼；野生牡蛎和人工养殖的牡蛎；野生贻贝和人工养殖的贻贝

欧米伽-3 脂肪酸含量在 200~500 毫克

淡金枪鱼罐头；野生鲣鱼；野生阿拉斯加鳕鱼；野生岩鱼（产自太平洋）；野生蛤蜊和人工养殖的蛤蜊；野生的帝王蟹、珍宝蟹和雪蟹；野生大螯虾；野生鲷鱼；野生石斑鱼；野生比目鱼；野生大比目鱼（产自太平洋和大西洋）；野生大洋鲈鱼；野生鱿鱼（炸制）；鱼条（裹上面包糠炸制）

欧米伽-3 脂肪酸含量小于 200 毫克

野生扇贝；野生虾和人工养殖的虾；野生波士顿龙虾；野生青蟹；野生鳕鱼；野生黑线鳕；人工养殖的罗非鱼；人工养殖的鲶鱼；野生鱵鳅鱼；野生黄鳍金枪鱼；鱼糜制品（蟹棒）

孕期、备孕期妇女及儿童不宜食用

大眼金枪鱼，大耳马鲛鱼，马林鱼，长寿鱼，鲨鱼，剑鱼，方头鱼（产自墨西哥湾）

资料来源：海鲜健康网和《伯克利健康通讯》

如何挑到优质橄榄油

特级初榨橄榄油可以调节胆固醇和血压，减少人们中风和患阿尔茨海默病的风险，还能降低人们死于心脏病的概率。这种橄榄油中含有一种名叫橄榄油辣素的多酚类物质，经研究证明，橄榄油辣素能冲洗掉小鼠脑内引发阿尔茨海默病的斑块。这就是为什么"身体重置"计划提倡大家多食用特级初榨橄榄油的原因。

关于如何选购橄榄油，有以下四点建议：

1. 认准"特级初榨"标签。特级初榨橄榄油风味绝佳，所含的抗病多酚浓度也最高。

2. 选择深色瓶装橄榄油。橄榄是一种水果，橄榄油从橄榄的汁液中榨取。和其他水果的汁液一样，橄榄油经光线照射后，其中所含的多酚会受到破坏。因此，选橄榄油时以深色瓶装或铁皮罐装为宜，这两种包装可以保护好橄榄油中的营养物质。此外，还可以将橄榄油放在凉爽的地方避光储存。

3. 检查瓶底的最佳食用期限。想要最新鲜的橄榄油，选购时可以看一下印在瓶底的最佳食用日期，一般是在装瓶后的 18~24 个月。此外，由于橄榄油开封后接触到氧气，品质会下降，所以最好按自己的用量买，不要买太大瓶的。

4. 喝一口尝尝。橄榄油的味道越浓烈，对人体的效果就越好。抿一口橄榄油，如果你感觉喉咙有点儿轻微的辣痛，就说明其中的橄榄油辣素浓度很高。

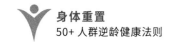

行动步骤第八条

就算你既喜欢美食又喜欢购物，但也有可能不喜欢采购食物。这听起来有点儿不合理，对吗？但不管喜不喜欢，我们现在花在食品采购上的时间比以往的任何时候都多。根据美国农业部的数据，人们每天购买食物的时间平均为 46 分钟，比起十年前增长了 6%。不管你是去超市还是仓储式商场，抑或是在网上购物，下面列出的表格能够在你下一次大采购时帮到你，帮你轻松选到健康可口的食物。

一起来玩个南希朱尔（译者注：Nancy Drew，美国最受欢迎的侦探解密类冒险游戏之一）解密小游戏吧！首先列出你在超市常买的三种产品，然后选几种更健康的产品来替换这些产品，同时还要确保自己摄入的营养物质有所增加。

举个例子，用全麦意大利面或者无麸质意大利面（这种意大利面以鹰嘴豆、扁豆和其他豆科植物为原料，蛋白质含量非常高）代替常吃的普通意大利面，这样可以增加自己的谷物摄入量。当然，找出自己常买产品的低糖 / 高纤 / 高蛋白版也可以。

用 _____ 代替 _____

用 _____ 代替 _____

用 _____ 代替 _____

帮你选择更多的"健康食物"

不要过分限制自己。偶尔吃一次糖果棒、一片培根或者一碗巧克力麦片并不会伤害到我们的身体。按照"身体重置"购物清单采购美味食品，不仅能吃得开心，还可以强身健体、减轻体重以及防止增龄性发胖。

水果蔬菜清单

在清单中填上七彩缤纷的水果和蔬菜，还可以试一试自己从来没有吃过的果蔬！下面提供了一些建议。（无论是新鲜的、冷冻的还是罐装的水果和蔬菜，只要没有添加糖，都可以列进清单。）

有益全身健康的水果

苹果	葡萄	桃子
牛油果	杨桃	梨子
香蕉	瓜类	李子
芒果	油桃	菠萝
樱桃	橙子	

水果干（如葡萄干、杏干、无花果干）

不推荐的水果制品

含糖水果制品（如果丹皮和果酱）	糖水水果罐头
加糖的葡萄干等水果干	

有益全身健康的蔬菜

花椰菜	茴香	南瓜
小白菜	芦笋	萝卜
西蓝花	洋蓟	茄子
辣椒	圆白菜	红薯
卷心菜	洋葱	甜菜
胡萝卜	豌豆	罗勒
花菜	土豆	芹菜
甜豆	绿叶蔬菜（如芝麻菜、莜麦菜、菠菜等）	

乳制品清单

（不同脂含量的乳制品都含有许多营养）

有益全身健康的乳制品

白软干酪	原味希腊酸奶，或蛋白质含量高于糖含量的酸奶
硬质和软质奶酪	意大利干酪

不推荐的乳制品

白软干酪水果杯（含添加糖）	牛奶鸡蛋布丁

肉类和禽肉清单

（尽量选较瘦的肉）

有益全身健康的肉类和禽肉

汉堡肉饼　　　　　　猪肉　　　　　　鸡肉　　　　　　羊肉

不推荐的肉制品

熟肉和加工肉类　　　　　　　　炸鸡块等炸制鸡肉

海鲜清单

（尽量选欧米伽 -3 脂肪酸含量高的鱼类）

有益全身健康的海鲜

青鱼　　　　　　三文鱼　　　　　　鲭鱼

鳟鱼　　　　　　海虹　　　　　　金枪鱼

牡蛎

不推荐的海鲜及海鲜制品

欧米伽 -3 脂肪酸含量低的鱼类（如鲶鱼、蟹棒和罗非鱼）

炸鱼条

富含蛋白质的植物和乳清蛋白制品清单

（这些商品在不同的商店摆放位置不一样，找不到可以咨询店员）

有益全身健康的植物蛋白和乳清蛋白制品

芝麻酱　　　　　　花生酱　　　　　　植物肉

毛豆　　　　　　豆奶　　　　　　豆豉

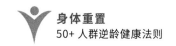

豆腐　　　　　　　　坚果（杏仁、腰果、开心果和核桃仁）

种子（南瓜子和葵花籽）

不推荐的植物蛋白和乳清蛋白制品

蛋白质含量较低的植物肉

含糖坚果

含糖的各类坚果酱

燕麦乳、杏仁乳和椰奶等蛋白质含量较低的植物蛋白饮品

脂肪清单

有益全身健康的脂肪

特级初榨橄榄油　　　植物油（坚果油和种子油）　　　青橄榄和黑橄榄

不推荐的脂肪

瓶装沙拉酱　　　　　　棕榈油　　　　　　普通橄榄油

主食清单

有益全身健康的面食

全谷物和全麦食物

玉米饼（原料为玉米或者各种谷物）

不推荐的面食

以精制面粉为原料制作的主食

带有"全麦风味"标签而不是真正全麦的主食

麦片及麦片制品清单

有益全身健康的麦片及麦片制品

蛋白质含量高的麦片，如喀什牌高纤维麦片（Kashi Go Rise）和家乐氏牌特殊 K 蛋白系列麦片，凯氏天然（Kay's Naturals）帕尔马干酪蛋白脆片

不含糖的燕麦片

全谷物麦片（每份的膳食纤维不能少于 3 克，糖不能超过 5 克）

不推荐的麦片及麦片制品

含糖的风味燕麦片

能量棒

零食和坚果清单

有益全身健康的零食和坚果

可可含量 70% 以上的黑巧克力

谷物饼干（每份的膳食纤维含量不能低于 2 克）

坚果（杏仁、腰果、开心果和核桃仁）

不推荐的零食和坚果

糖果棒

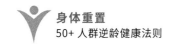

焦糖爆米花

糖含量大于蛋白质含量和膳食纤维含量之和的饼干

薯片

主食谷物清单

有益全身健康的主食谷物

大麦	糙米	荞麦
小米	法老小麦	全麦意大利面
无麸质意大利面（一般以鹰嘴豆和扁豆为原料）		藜麦

不推荐的主食谷物

白米

罐装食品和袋装食品清单

有益全身健康的罐装食品和袋装食品

豆子罐头

干豆（如黑豆、豇豆、鹰嘴豆、扁豆和杂豆）

鹰嘴豆泥

蛋白质含量和膳食纤维含量之和大于糖含量的袋装食物

不推荐的罐装食品和袋装食品

糖含量大于蛋白质含量和膳食纤维含量之和的豆类食品

糖含量大于蛋白质含量和膳食纤维含量之和的袋装食品

饮品清单

有益全身健康的饮品

咖啡

不加糖的康普茶

气泡水

茶（包括药草茶和含咖啡因的茶）

"纯净"（即不含热量）的水

不推荐的饮品

含糖的能量饮料或咖啡饮料

含糖的或者低糖的苏打水

含糖的茶饮

调味品和香料清单

有益全身健康的调味品和香料

辣椒酱和墨西哥酱

各种香料

醋类：苹果醋、香醋、香槟醋、红酒醋

不推荐的调味品

额外加盐

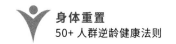

冷冻食品清单

（可以在富含蛋白质和钙质的冷冻甜品上添加一些健康食物，如坚果和浆果）

有益全身健康的冷冻食品

冷冻水果

冷冻酸奶

冷冻全麦饼干

不推荐的冷冻食品

蛋糕、曲奇饼干、各类糕点和布丁

精制华夫饼

第九章

外出就餐，也能吃得健康

各大餐厅和快餐店选餐指南

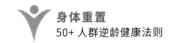

　　理想状态下，最好每一餐都自己在家做，或者让懂得关注健康的厨师为你精心准备，这样就能保证吃得既安心又健康。但现实情况是，我们摆脱不了味蕾的控制，有时候就想去肯德基和麦当劳这类快餐店，或者流连于记忆里的老味道，想和发小去那家已经吃了二十年的老店。

　　设想一个常见的情境，某天，当你饥肠辘辘，走遍附近的餐厅，却发现没有一家能适合你，因为你的要求是零碳水或者是当下流行的瘦身食谱。最终为了填饱肚子，你不得不放弃自己的节食计划。这会让你感到非常挫败，也正是人们很难将市面上流行的节食计划坚持下去的主要原因。

　　但是，在"身体重置"计划中，这种情况不会发生。因为我们从来不会限制或者禁止某种食物，只想确保你在每日饮食中摄入了足量的蛋白质和膳食纤维。哪怕外出就餐时难以控制热量和钠元素的摄入，仍能让你在几乎任何一家餐厅点餐时都可以达到"身体重置"方案推荐的营养标准。每餐只需保证摄入至少 25~30 克蛋白质和 5 克膳食纤维即可。跟随"身体重置"饮食方案，你会震惊地发现，自己可选择的食物竟有如此之多，甚至在被认为是不健康的快餐店里都能找到许多合适的食物。

　　"身体重置"饮食方案在美国广受欢迎的各大连锁餐厅菜单中整理了许多相对健康的食物搭配。

　　当然，总是外出用餐的话，我们很难实现每天食用 4~6 份水果的目标，因为绝大多数餐厅通常不会出售天然的水果，所以不妨在包里塞个橘子，或者在车中放些苹果当作零食。

　　要是有些餐厅不能提供"身体重置"饮食方案中的建议搭配，也不必担心，可以点一份加了高蛋白食物的绿色沙拉，或者一份简单的烤鸡肉或烤鱼套餐，配上蔬菜和糙米饭，这类餐品大都十分健康。

　　连锁餐厅里的某些套餐之所以无法满足"身体重置"饮食方案的要求，是因为大多数餐品无法提供人体所需的膳食纤维。所以不点套餐，在快餐店点个汉堡，自行搭配上水果沙拉或者自带的水果，也会是很不错的一餐，不仅能吃得饱，同时还能获取足够的蛋白质和膳食纤维。

　　切记，"身体重置"饮食方案始终专注于让你吃得更有营养，而不是吃得更少。（注意：餐厅中的菜谱会有季节性更替，时令菜或者新菜品会替换过季的。绝大多数连锁餐厅都会在网站上提供所供菜品的营养信息，还有帮助计算热量和营养的工具，即使菜品更替，也可以按照自己的营养需求随时修改搭配。）

 ## 连锁餐厅健康食物搭配推荐

汉堡王（Burger King）

田园风味香酥鸡肉沙拉，半包清淡蜂蜜香醋酱

蛋白质含量 25 克，膳食纤维 3 克，总热量 500 卡

（此套餐还需要搭配一些水果，以保证膳食纤维含量不得低于 2 克。）

唐恩都乐餐厅（Dunkin's）

西南蔬菜动力早餐三明治

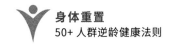

蛋白质含量 25 克，膳食纤维 5 克，总热量 420 卡

肯德基（KFC）

布法罗风味上校脆鸡三明治，烧烤风味焗豆
蛋白质含量 35 克，膳食纤维 8 克，总热量 690 卡

原味炸鸡胸（带骨），卷心菜沙拉
蛋白质含量 40 克，膳食纤维 6 克，总热量 560 卡

麦当劳（Mcdonald's）

优质西南风味沙拉配烤鸡肉
蛋白质含量 30 克，膳食纤维 6 克，总热量 320 卡

星巴克（Starbucks）

蓝莓燕麦片,（放养鸡）蛋白菠菜羊奶奶酪早餐卷
蛋白质含量 25 克，膳食纤维 8 克，总热量 510 卡

奇波特风味盒装鸡肉卷
蛋白质含量 29 克，膳食纤维 8 克，总热量 630 卡

赛百味（Subway）

新西南风味鸡肉三明治 *

蛋白质含量 34 克，膳食纤维 5 克，总热量 550 卡

烤牛肉三明治 *

蛋白质含量 25 克，膳食纤维 6 克，总热量 290 卡

牛油果酱火鸡肉培根三明治 *[①]

蛋白质含量 49 克，膳食纤维 9 克，总热量 511 卡

牛排沙拉

蛋白质含量 45 克，膳食纤维 6 克，总热量 480 卡

---

① 上述提到的赛百味餐厅三款带 * 号三明治，都为 6 英寸面包底，夹生菜、番茄、青椒和黄瓜。

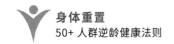
行动步骤第九条

当你准备外出用餐时，要想吃得既健康又营养，可以这么做：先在下方的横线处列出三家你最爱的餐厅，再写下符合"身体重置"饮食方案的食物搭配。（可以参考本章所列的推荐搭配，也可以对照各大餐厅官网上提供的餐品营养信息自行搭配。）

要想补充蛋白质和膳食纤维，别忘了从家里带些水果或者几小包坚果，将它们作为加餐，你的饮食就完美符合"身体重置"饮食方案的标准啦！

当去_____餐厅吃饭

我会点_____

当去_____餐厅吃饭

我会点_____

当去_____餐厅吃饭

我会点_____

第十章

扔掉过时书籍，更新健康理念

为什么原来的节食书籍不再管用了

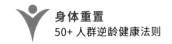
1985 年，演员威尔福德·布雷姆利在经典喜剧电影《魔茧》中饰演一名已过壮年的退休老人。这一年，他 55 岁。

2022 年，影帝汤姆·克鲁斯在动作电影《碟中谍 7》中第七次饰演超级特工伊森·亨特，亲自上阵拍摄各种惊险刺激的特技镜头。这一年，他 60 岁。

同为好莱坞演员，汤姆·克鲁斯出演《碟中谍 7》时甚至比威尔福德·布雷姆利出演《魔茧》时还大了 5 岁，但是两人演出的角色竟有如此鲜明的差异。这样的对比恰恰说明，我们这一代中老年人与上一代中老年人是迥然不同的。因此，我们这一代人步入中老年后会是什么样子，感觉如何，有什么表现？应该也有别于大众对中老年人的现有认知和固有印象。

你有没有听过"人生始于四十岁"这一说法？这句话的历史可以追溯至 20 世纪 30 年代，出自心理学家沃尔特·皮特金所著的一本畅销书中。不过，时至今日，四十岁更像是人们进入黄金时代之前的热身阶段。迈过四十岁的门槛，我们仍未站稳脚跟，而到了 50+ 之后，真正的发力期才会到来。在这个阶段，我们所需要的不是电影《魔茧》中能让人返老还童的外星魔力，而是关于饮食安排和身体保养的知识，以及将其坚持下去的动力。

詹妮弗·洛佩兹 51 岁时在 2020 年超级碗中场秀上的热舞，布拉德·皮特 56 岁时在电影《好莱坞往事》中秀出的腹肌，梅丽尔·斯特里普 69 岁时在歌舞片《妈妈咪呀》中从楼梯扶手上一路滑下，相信看过这些画面的人都会感受到 50+ 人群发力期的魅力。

不过，我们这个年龄段的人似乎依然很难找到明智的膳食营养指南和有效的健康管理方案，这究竟是为什么呢？请接着往下看。

最匪夷所思的节食计划一览

我们与体重增长作斗争时，经常会碰到各种各样的节食计划。有些人为了获利，也不吝于推出各种各样的噱头和"套路"。他们知道，哪怕这些节食计划中的理念再天方夜谭，也总有人会买单。针对这种现象，本书特地搜集了一些漏洞百出的节食计划，下面按照其实施难度和离奇程度从低到高进行排列。

婴儿食品节食计划

这一计划的创始人据传是一位颇具名气的健身教练，他提倡将三餐中的两餐都替换成一罐婴儿食品。且不说这两餐会是多么没滋没味，更别提这一理念是多么缺乏常识，如果真的进行这个计划，我们的社交生活将受到严重的影响。要想不受影响，除非我们真的是幼儿园的小宝宝。

弗莱彻节食计划

这一计划的创始人霍拉斯·弗莱彻曾因过度肥胖而被拒绝购买医疗保险，他提倡人们可以随时随地想吃什么就吃什么。但必须坚持一点，即放进嘴巴的任何食物都必须嚼碎到液体状态才能吞下去，或者说，"喝"下去。想象一下吧，你得咀嚼多少下才能把一块炖肉嚼成"肉汁"啊！

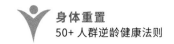
黏土节食计划

　　这个计划由一位曾扮演患厌食症或者暴食症的女演员所推广，具体的操作步骤是在水中放入黏土，搅匀后喝下。这一节食计划号称能够清理掉体内的毒素，但事实上，它提供不了人体需要的任何营养成分。

空气节食计划

　　瘦身期间可以吃苹果派吗？可以来一杯巧克力布朗尼圣代吗？可以吃掉一整个牛肉奶酪三明治吗？空气节食计划支持你这么吃，当然，不是用嘴吃，而是用想象力吃。空气节食计划，顾名思义，就是只让你想象在吃各种食物，实际上吃进肚子里的只有空气。

绦虫节食计划

　　为了快速减肥，有人通过不正当渠道订购装满绦虫卵的胶囊。吞下这些胶囊，绦虫就会在人体内寄生并吸收人体的营养，这也意味着要面临无休无止的疼痛、恶心和腹泻，甚至还有器官衰竭和痴呆的风险。人们都很乐意与伙伴一起吃晚餐，但这不代表他们希望这个伙伴是自己体内的寄生虫。

温馨提示

　　在瘦身过程中，切记一定要遵循基本的生活常识。

找不到好的饮食方案，原因何在？

　　1980 年是不寻常的一年。这一年，20 世纪 60 年代的理想主义先锋约翰·列侬遇害身亡。6月，美国有线新闻网络（CNN）开启了全天候新闻时代，电视中播报的圣海伦斯火山爆发，美国奥运冰球队创造的"冰上奇迹"吸引着所有人的目光。

除了这些之外，还有一个重大事件对于美国社会的发展也有着分水岭意义——美国农业部和美国卫生与公众服务部两大政府部门联合发布了《营养与健康：美国居民膳食指南》（也就是《膳食指南》），它是一本仅有20页的薄薄的小册子。

薄薄一本《膳食指南》，其中的饮食指导方针十分简单易懂。它将食物分为五大类，分别是水果和蔬菜类；谷物类；肉（包括禽肉）和鱼类、蛋类；豆类（植物）和乳制品。首版《膳食指南》中的7条饮食建议，包括保证饮食多样化和不要摄入过量糖分等，条条都有理有据，叫人无法反驳。

从1980年起，每隔五年，美国农业部和美国卫生与公众服务部都会发布新的修订版《膳食指南》，小册子越来越厚，里面的内容也越来越繁杂。食物分类从最开始的五大类变成了食物金字塔，再变成一个搭配好了各类食物的餐盘。哪怕你可能没读过《膳食指南》，但你的生活一定离不开它的影响。教育界、营养学界和政界人士会按照《膳食指南》中的原则对学生膳食方案做出相应推荐；联邦政府出资的各类粮食计划以其为准则；食品厂商则需要按照最新版《膳食指南》对包装标签和健康提示进行更新。《膳食指南》每更新一次，小到各级学校，大到中央机构，都会对菜单做出调整，商店里食品包装袋上的营养成分表也要据此更新。

正如本书引言中所指出的，《膳食指南》会针对不同年龄段人群的营养需求做出具体的每日饮食建议。从蹒跚学步的幼儿到青少年再到成年人（包含二十、三十、四十和五十岁年龄段），《膳食指南》都给出了专门而具

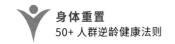
体的健康建议，而且这些建议还按照性别进行细分。但是，一过五十岁，此前为我们详细规划了大半辈子的《膳食指南》突然不再提供周到细致的建议了。50+ 人群所得到的营养建议不再如从前一般全面，而要想做出明智的选择，却离不开这些每五年更新一次的信息。

《膳食指南》中漏掉的关键营养信息

步入中年，考虑到身体的变化以及营养需求的改变，《膳食指南》中关于蛋白质、膳食纤维和维生素这三大方面的建议已经不再适用于我们了。而这个时候，"身体重置"计划能发挥重要的作用。

蛋白质

《膳食指南》建议 18 岁以上的成年女性每日至少摄入 46 克蛋白质，成年男性则需摄入 56 克蛋白质。但是，正如第一章中所提到的，随着年纪增长，肌肉流失的速度会加快，而人体消化吸收蛋白质的效率却有所下降。所以，对于那些想要提升整体健康的人，指南中的推荐摄入量在他们二十多岁、三十多岁和四十多岁时可能非常合适，但是五十岁之后，只摄入这么多蛋白质是远远不能满足身体需求的。

营养专家凯瑟琳·塔克是美国国家科学工程和医学研究院食物营养部的工作人员，这一部门参与每日营养素推荐摄入量的制定，她说："我可以肯定地说，《膳食指南》中所推荐的每日蛋白质摄入量，对于中老年人来说太低了。"她还告诉我们，数年之后，政府制定的指南才有望跟上现有的研究水平。比如，《膳食指南》中目前没有提到蛋白质定时定量法，而科学研究已经表明，每餐定时定量摄入蛋白质对于中老年人来说至关重要。

因此，《2020—2025美国居民膳食指南》中现存的不足在未来依然不会消失。它所推荐的每日蛋白质摄入量还是不能满足中老年人的需求，而我们中老年人却要在这种情况下与增龄性体重增加和肌肉流失继续斗争。

膳食纤维

《膳食指南》建议五十岁及以上的女性将每日膳食纤维的摄入量从25克降到22克，男性则从每日31克降到28克。但是，在最近的一项关于代谢综合征（译者注：即多种紊乱集于一身，包括高胆固醇、高血压和高血糖，以及腹部脂肪过多等）的研究中，结果显示，每日摄入30克膳食纤维与严格控制糖分、脂肪、盐分和酒精这种减肥方法有着差不多的效果。来自美国杨百翰大学的一名研究人员观察了超过5600名成年人，发现膳食纤维摄入量与端粒的长度相关，而端粒由一串串能保护DNA的核苷酸组成，它是评估人类寿命的重要依据之一。

《膳食指南》之所以建议我们减少膳食纤维的摄入，部分原因应该是受其减少热量摄入的总目标影响。书中认为，50+的女性和男性应该在每日饮食中减少大约200卡的热量摄入，但是减少热量摄入不应该以牺牲营养为代价！为了使新陈代谢自然放缓的速度下降，更应该在日常饮食中添加水果和蔬菜等富含膳食纤维的食物。尽管摄入过量膳食纤维后会出现腹胀等不良反应，但是大多数情况下，每天摄入30克膳食纤维对身体不会有什么坏影响。

各类维生素

年岁渐长，由于消化系统功能的改变，吸收利用B族维生素的能力也

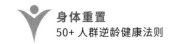
会下降。胃中分泌的胃酸减少，从食物中吸收维生素的能力也会随之减弱，维生素 B_{12} 变得难以吸收，而缺乏维生素 B_6 的现象也变得普遍。因此，从逻辑上说，三十岁时我们从正常饮食中所获取的维生素足以满足身体需求，而到了五十岁之后，要想达到同样的效果就必须得补充更多的维生素。然而，《膳食指南》却从未建议我们这个年龄段的人注意补充维生素 B_{12}，哪怕已有全美调查显示超过 16% 的中老年人血液内维生素 B_{12} 浓度较低。不过，虽然没有对维生素 B_{12} 的提示，但美国农业部还是调整了维生素 B_6 的摄入量建议，针对五十岁以上的群体，原本的标准是男性和女性均为每人每天1.3 毫克，现在调整为女性每天 1.5 毫克、男性则是 1.7 毫克。

为什么绝大多数节食计划不能让瘦身一劳永逸

尽管《膳食指南》中给出的蛋白质及膳食纤维的推荐摄入量不是最理想的，但是还是比市面上许多节食计划靠谱。有些节食计划给出的营养建议不仅容易出现混淆，还会自相矛盾，有的甚至非常疯狂。此外，绝大多数饮食计划在我们年龄增长之后，也不再那么有效了，哪怕之前它们能够相对稳定地帮助我们维持整体健康。

从阿特金斯饮食计划（不限制脂肪和蛋白质的摄入量，但每天只进食极少量的碳水化合物）到原始人饮食计划（进食原始人时代的全天然食物，大量摄取高纤低糖的蔬果以及未经加工的新鲜肉类及海鲜），市面上绝大多数的饮食计划都是面向全体大众的，没有考虑到我们 50+ 人群身体上发生的变化。

接下来，我将介绍过去几十年来最具影响力的几种饮食计划，并阐述为什么我们需要寻找与其不同的饮食方案。

生酮饮食与间歇性禁食

也许你认识这样一个人，他会狼吞虎咽地干掉堆成山的培根肉，但是吃一口吐司都会觉得很有罪恶感；也许你有一个朋友，每天晚上七点之后什么都不吃，因为七点之后是她的"禁食时间"。

他们之所以会有这样的举动，与两种流行的减重计划有关——生酮饮食与间歇性禁食。这两种计划背后有着同样的原理：让身体进入酮症状态，在这种状态下，体内的引擎会从燃烧糖原转变成燃烧脂肪。不过，对于我们绝大多数人来说，酮症状态是每天都在自然发生的。

美国马里兰大学医学助理教授帕梅拉·皮克是一名医学博士，还是皮尤基金会的学者（研究方向为营养与代谢），她告诉我们，持续六个小时不进食（大概率是我们睡觉的时候），身体就会开始燃烧脂肪以提供能量。

"生酮饮食"会限制人们蛋白质和碳水化合物的摄入，要求人们摄入的蛋白质总量只能为日常摄入热量的 15% 左右，每日摄入的碳水化合物则不得超过 50 克，约为一份杂豆饭或两个苹果，又或者两根玉米的量。

"防弹咖啡"饮食计划

你有没有见过有人在喝咖啡时往里加黄油和椰奶？这种咖啡就是所谓的"防弹咖啡"。防弹咖啡饮食计划受众广泛，其背后的原理与生酮饮食大致相同：早上只喝一杯加了脂肪的咖啡，会让身体在中午进餐之前都处于酮症状态。但是，这种饮食计划不能满足身体对蛋白质的需求，还会加快与年龄有关的肌肉流失的速度。

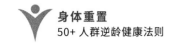
有些人也许可以适应生酮饮食，但是 50+ 群体绝对不行。生酮饮食提倡减少蛋白质摄入，但蛋白质对于合成和维持肌肉至关重要，这一点是生酮饮食最大的风险所在。如果每天摄入的蛋白质被限制在每天总热量的 20% 及以内，体内维持肌肉组织的蛋白质自然就会出现不足，最终不仅会导致体重反弹，还会长期处于滑跌和骨折的风险之中。此外，当我们从水果、蔬菜、豆类以及各种谷物中获取碳水化合物时，还会获取其他营养，如膳食纤维、维生素、矿物质以及各种植物性营养素。对于我们这个年纪的人来说，减少营养摄入可不是好的饮食建议。

正如加拿大埃尔蒙顿市阿尔伯塔大学的营养学副教授卡拉·普拉多所说："之所以有些研究表明生酮饮食能够有效减重，部分原因是这种饮食非常单一。你能吃的食物种类非常少，最终会导致你吃得少。"官方人员开展了一项研究，保持每日摄入的热量不变，生酮饮食所取得的效果并没有比均衡膳食好到哪里去。而且，大部分使用生酮饮食法的人在减重过程的最初阶段，减掉的不是脂肪，而是水分。这是因为身体中所储存的糖分（糖原）是与水分相结合的。当摄入的碳水化合物减少时，身体会燃烧存储的糖分以提供能量，此时水分就被释放出来。因此使用生酮饮食法，看似瘦得很快，其实减掉的几乎大都是水分而非脂肪。

间歇性禁食，这一饮食热潮也与酮症有关。间歇性禁食风格各异，安排方式也不尽相同。其中有一种名叫 5+2 节食计划的，鼓励人们在一周内规律饮食 5 天，剩下的 2 天大幅减少热量摄入。也就是说在一周内，有 2 天摄入的热量不能超过 500 卡，剩下的 5 天时间正常饮食。还有一种叫作限制进食时间计划，一天之中，只有某四 / 六 / 八个小时允许进食。绝大多数情况下，间歇性禁食包括跳过某一餐不吃，推迟早餐或者午餐的时间和在晚上 8 点之后什么东西都不吃。最硬核的间歇性禁食是一天 24 小时之内什么都不吃，就像电影《饥饿游戏》中那样。

有项研究发现，间歇性禁食有益于保护小鼠身体健康、延缓小鼠衰老，但是，它对于中老年人起不到同样的作用。从体重管理的角度来看，间歇性禁食也属于限制热量摄入这一类。其实不管你选择哪一种方法，本质上都没有什么神奇之处。一篇总结了 11 项不同类型实验的综述发现，间歇性禁食与传统的限制热量节食计划，其效果并无多少区别。

更糟糕的是，在《美国医学协会杂志》上刊登的一项小型研究表明，比起传统的节食计划，间歇性禁食更难坚持。这一结果是有道理的，因为身体发出的饥饿信号会分散人的注意力，更不用说它还会让人感到难受。吃饭不仅仅是在为我们的身体"加油"，它还具有社交意义。吃早餐时，我们可以与爱人亲密交谈；午餐时间，一边吃饭一边与同事说说笑笑；忙碌了一整天后，约上朋友共进晚餐畅聊一场，这些体验都是愉快而美妙的。谁会为了减掉几斤肉就放弃维护自己的人际关系呢？

除此之外，间歇性禁食还会导致肌肉流失。2020 年发表在《美国医学协会杂志》上的一项研究显示，限制进食时间这种节食计划会"使肌肉流失的情况加重"。

话虽如此，不过，帕梅拉·皮克表示，我们还是有必要安排一个合理而有规律的进食时间的，至少大部分日子里需要这样。皮克告诉我："目前，50+ 人群的饮食安排简直一团糟。我们什么时候想吃东西了，就马上去吃，有些人还养成了深夜一边看电视一边吃零食的坏习惯。"他开展了一项研究，将受试对象的饮食时间从 24 小时调整为 12 个小时，比如早上 8 点吃早餐，那么最后一顿要在晚上 8 点之前吃完，结果，在为期 4 周的试验结

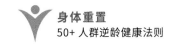
束之后，受试对象的体重减掉了将近 11 磅（约 5 千克）。这样的调整，让前一晚最后一餐到第二天早餐这两餐之间隔了 12 个小时，此时身体会自然进入酮症状态，无须严格禁食，也不用将健康的碳水化合物和保护肌肉的蛋白质视为洪水猛兽。皮克建议大家给自己设置 12 个小时的进食时间，剩下的 12 个小时不要进食。不过，如果条件允许，还可以进一步调整为在 10 个小时内进食，剩下的 14 个小时内不吃东西。

温馨提示

人们的每一餐饮食都离不开蛋白质，而市面上绝大多数的节食计划都会限制蛋白质的摄入。如果想要采用间歇性禁食，可以给自己设置 12 个小时或者更少一点儿的进食时间，但是不建议采用生酮饮食和断食，这两种方法只适合急于求成的人，长期效果并不理想。

地中海饮食

在《美国新闻与世界报道》的全世界最健康的饮食方案榜单上，地中海饮食一直高居榜首。它的排名如此之高是有依据的，根据 2018 年的一项研究，对于冠心病患者来说，地中海饮食能够降低他们患心脏病的风险，提升整体健康质量。同样重要的是，它还能延缓大脑灵敏度的下降，抑制脑血管内淀粉样蛋白斑块的生成，而脑内出现淀粉样蛋白斑块正是阿尔茨海默病的标志之一。

地中海饮食并没有固定的饮食标准，如果有的话，那么法国餐厅、意大利餐厅、黎巴嫩餐厅和希腊餐厅中提供的餐食就会是一模一样的。地中海饮食更像是一种饮食模式，它提倡人们多食用各类谷物、水果和蔬菜，还鼓励人们多食用橄榄油和海鲜，蛋类和瘦肉（如禽肉），适量饮用酸奶和牛奶，少食用红肉。此外，尽量不要食用美国人普遍爱吃的那些含糖量高的食品和精加工食品。

听起来和"身体重置"饮食方案是不是很相似？是的！这两种饮食方案都赞成减少垃圾食品的摄入；鼓励人们多吃优质油脂和膳食纤维含量高的食物，如水果、蔬菜和谷物；将瘦肉、乳制品和海鲜列为补充蛋白质的首选。这两大方案主要的区别只在于时间安排上。这么说吧，理想状态下，我们既要采用地中海风格的饮食方案，同时三餐还要摄入足量的优质蛋白质和膳食纤维，以确保体内维持肌肉的系统保持高速运转。

温馨提示

按照地中海饮食法安排饮食，可以减少患心脏病和其他疾病的风险。不过，一定要确保自己一日三餐都能摄取足量的膳食纤维和蛋白质。

得舒饮食

得舒饮食（DASH diet）不是指去一家昂贵的餐厅点一顿豪华大餐，吃饱喝足之后，不等结账就赶紧狂奔而去（译者注：英文中 dash 一词有狂奔之意）。得舒饮食是一种防治高血压饮食，由美国国立卫生研究院推出，旨在用饮食疗法帮助人们降低血压。其降低血压的主要途径是通过减少钠元素的摄入，同时增加有益心脏健康的钾、钙、镁等元素的摄入。钾、钙和镁这三种元素不仅可以抵消钠元素带来的不良影响，还对软化血管起着非常重要的作用。

得舒饮食和地中海饮食非常相似，两者都是排名靠前的健康饮食方案。

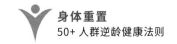

得舒饮食强调人们在饮食中要保证摄入足量的水果、蔬菜、坚果、种子、豆类以及各种谷物。它还建议人们适量食用乳制品和瘦肉，不过它不像地中海饮食那样推崇海鲜。得舒饮食认为每人每周摄入甜食的数量不得超过 5 份。据阿尔茨海默病协会所说，得舒饮食能够降低人们患心脏病和与年龄有关的失智风险，和地中海饮食的效果差不多。

美国梅奥医学中心整理了一份得舒饮食的菜单样本，它与"身体重置"饮食方案十分类似，建议人们每天摄入 90 克蛋白质和 39 克膳食纤维，还要多补充对心脏有好处的单不饱和脂肪。不过，得舒饮食并未强调一日三餐都要保证蛋白质的摄入量，而这是无法满足我们这个年龄段人群需求的。因为我们不仅仅想保护心脏，还想维护肌肉和骨骼健康。

温馨提示

正如得舒饮食建议，要想让高血压降下来，最好的办法就是减少钠元素以及精加工食品的摄入量，多吃水果、蔬菜和乳制品。如果你习惯控制盐分，购物时要看清食品标签，小心那些不易察觉的钠元素。

小心食物中隐含的盐分

平时多吃水果、蔬菜、乳制品、豆类和坚果，自然而然就能补充更多钙、钾和镁等元素，这对身体可是大有裨益。不过，要想减少盐分摄入可就没那么简单啦！盐在物资匮乏的年份曾是十分珍贵的，但是随着社会的进步和人们生活水平的提高，盐分摄入过多反而会危害身体健康。美国疾控中心发现，在人们的日常饮食中，盐分主要来源不是薯片，更不是炸薯条。头号来源竟然是面包！

是的，你没看错！含盐量排名第一的是面包及面包卷，而三明治则位列第三。比萨、冷盘熏肉和各种汤品也在前五名中。用来做三明治的白面包含盐量往往非常高，举个例子，光是小小一片白面包，其中的钠含量就有 230 毫克之多，占《膳食指南》所建议的钠元素每日摄入总量的 10%。2018 年的一项研究调查了数十种品牌的面包，其中不乏主打健康食物的品牌，结果显示这些面包的钠含量都偏高。当然，我们不是要限制你吃三明治，你依然可以想吃就吃。不过，为了健康，当你下次等餐时，面对一篮子香喷喷的面包卷时可要三思而后行了。它们虽然十分诱人，但是我们建议最好还是将它们换成红薯、糙米和全面意大利面这样的优质淀粉。

健脑饮食

健脑饮食综合了地中海饮食和得舒饮食两种饮食方案，提倡人们要多吃有益提升大脑健康的食物。研究发现，健脑饮食能够有效地延缓中老年人认知能力的下降，在最佳情况下还能让大脑表现得和七年半之前一样好。

健脑饮食和"身体重置"饮食方案都强调人们要多吃绿叶蔬菜、浆果、

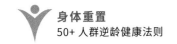
坚果以及豆类，还建议人们多食用橄榄油和海鲜。

温馨提示

健脑饮食是一种非常健康的饮食方案，和地中海饮食以及"得舒饮食"一样，完全契合"身体重置"计划的理念。但是，要达到"健脑"的饮食效果，就得把下面的要求记在脑子里：摄取足量的高纤食物，同时一日三餐每一顿都要吃足够的蛋白质。

蓝区（世界五大长寿地区）生活方式

长寿的秘诀是什么？如果让世界五大长寿地区（也被称为"蓝区"）的人们来回答，他们的答案是：第一、多锻炼多运动；第二、尽可能减少并化解压力；第三、和三五好友经常联系，关心和爱护家人；第四、坚持植物性饮食。

所谓"蓝区"，得名自一项对于世界长寿地区的研究，研究发现希腊的伊卡里亚岛和意大利撒丁岛的奥利亚斯特拉地区（属于地中海地区）、日本的冲绳、美国加利福尼亚州的洛马林达和哥斯达黎加的尼科亚半岛这五大地区的人们平均寿命很长。蓝区居民的生活方式也十分相似，他们喜好植物性食物，饮食颇有地中海风格，平时很喜欢运动锻炼。此外，他们大多都有着良好的人际关系和社交生活。

这种生活方式所带来的益处是惊人的，在洛马林达一个社区，人们的平均寿命比普通美国人平均长了10年，而且还活得很健康。

对于任何一种饮食方案，增加植物性食物的摄入量都好处多多，能够为人体补充更多维生素、矿物质和膳食纤维。但是，植物性饮食不代表你只能吃素。"身体重置"饮食方案安排的许多食物都是蓝区居民常吃的，遵循这个计划，不仅能像蓝区居民那么长寿，还可以获取足量的蛋白质，而这有益于保持身材强壮健美。此外，"身体重置"饮食方案里看不到用餐时间限制，也没有奇奇怪怪的禁食清单，更没有那些价格昂贵的"专用瘦身食品"。因此，你完全可以将"身体重置"饮食方案分享给亲朋好友，而且很可能还与蓝区居民的长寿饮食方案不谋而合。

原始人饮食

原始人饮食，顾名思义，就是吃原始人的食物，也就是通过打猎或者采集而获取的食物。按照其理念，我们应该多吃野味和鱼类，多吃野生的植物性食物，要远离精加工的食品，不能吃现代农业的产物（比如小麦、大米和玉米这样的种植谷物以及各种豆子、扁豆和花生），甚至连牛奶、酸奶和奶酪这样的乳制品都不能吃。

然而，实际情况是，商店中打着"原始人饮食"旗号的食物，和我们祖先真正吃的食物没有一点儿关系。那时候的野生植物和动物和我们现在能在商店里买到的野生食物可谓天差地别。事实上，要是真的想体验原始人饮食，你得走到家中后院，搬开石头，把能看到的所有爬行着的生物全部吞下肚去。是的，尽管原始时代的猎人能够猎杀猛犸象这样的庞然大物，但是在他们的饮食中，昆虫，尤其是昆虫幼虫、毛毛虫和蚱蜢要占蛋白质摄入总量中相当大的一部分。对了，除了这些，还要大量补充膳食纤维。根据相关研究发现，原始人日均摄入的膳食纤维含量高达 100 克，这是由

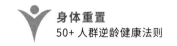

于原始时期的植物性食物中所含的膳食纤维含量非常高，是如今人工栽培的植物性食物比不了的。

那么，原始饮食是否真的能帮助你活得更久、更健康呢？这很难说，因为很少有原始人能够安然活到晚年。有趣的是，2013 年，有人对原始社会时期的 137 具木乃伊（平均死亡年龄为 43 岁）进行研究，发现其中三分之一的木乃伊生前曾有动脉硬化的迹象。

> **温馨提示**
>
> 原始人饮食建议人们远离精加工食品和甜食，这是有道理的。但是，它建议人们不要吃各类谷物、乳制品和豆类等健康食物就是大错特错了。经大量科学研究证实，这些食物能帮助我们维护身体健康和控制体重。至于原始人饮食中的虫子，如果你愿意吃，我们也不拦着。

30 天全食疗法

在一个月之内，30 天全食疗法能够让你戒掉糖分，还能让你放下酒杯。能够远离糖分当然不错，喝不喝酒也无伤大雅。但是，30 天全食疗法不准你食用各种谷物和豆子，甚至不允许食用乳制品。这一点就太糟糕了。

与其他"阶段性"饮食计划一样，30 天全食疗法提倡大量减少碳水化合物的摄入。它还会将你可能不耐受的食物（如酒精、小麦麸质或乳制品中所含的乳糖）剔除出去。提倡多吃瘦肉、蛋类和海鲜，以及各类水果和蔬菜，同时，为了补充健康脂肪，还会建议你食用各类坚果和牛油果等食物。30 天疗程结束后，不仅有望减轻体重，还能将一些不健康的食品从膳食清单中划去。

30 天全食疗法和市面上流行的低碳水节食计划差不多，都是让你在开始阶段快速掉秤，只不过减掉的大部分是水分而非脂肪。而且，任何对日常饮食做出具体食物限制或者时间限制的节食方案，都会让你感觉到自己在吃饭这件事上受人控制。目前，还没有任何科学证据表明 30 天全食疗法能够实现长期减重的目标。

更糟的是，在饮食中抛弃乳制品、各类高纤谷物以及豆类，会导致钙元素、膳食纤维和益生菌摄入不足，而这些营养元素在减轻炎症、提升健康质量和调节免疫功能等方面起着十分重要的作用。这样的饮食计划，让植物性饮食成为无效行为，因为它剔除了最有营养的几种传统植物性食物，比如豆腐、大米和各色豆子。

温馨提示

30 天全食疗法是一种经典的速成节食计划，有着明确的起始日期。它不是一种可持续发展的饮食方案。如果你想通过剔除某类食物的方式来测试它们是不是会引发腹胀或者其他身体问题，最好先咨询医生。饮食专家们通常会建议你一样样慢慢试，而不是一下子把有关的食品从食谱中全部剔除。

阿特金斯饮食、南滩饮食和低碳水饮食

在所有低碳水饮食方案中，阿特金斯饮食和南滩饮食这两种最受欢迎。我们现在常吃的食品，要么是精加工的（比如白米饭、白面包、椒盐饼和饼干），要么是油炸的（比如薯片、玉米片和炸薯条），要么含糖量很高（比如饼干、糖果、蛋糕和松饼）。它们都富含碳水化合物，所以提倡大幅

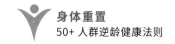
减少碳水化合物摄入是非常合理的。但是，阿特金斯饮食和南滩饮食的缺点之一就是它让人们少吃水果、蔬菜和各类谷物，这是不合常理的。

此外，这两种饮食计划都玩了一个名叫"进食阶段"的把戏。以阿特金斯饮食为例，一开始就需要将每日碳水化合物的摄入量严格减少到20克，也就是说，绝大多数水果、坚果和谷物都不能吃，只能通过芹菜、黄瓜和芦笋等蔬菜补充碳水化合物，而蛋白质和脂肪的摄入量保持不变。这一阶段将会持续至少两周，直到体重离自己的最终目标相差不到10磅（约4.5千克）之后，饮食上才会稍稍宽容一些。南滩饮食也差不多，头两周任何水果和谷物都不允许吃，两周后才能在饮食中安排一些。

这些节食计划追求减肥的速度和明显的效果，但是，众所周知，当摄入的碳水化合物大量减少时，身体首先会将体内与糖原结合的水分释放出来。低碳水饮食在初期见效神速，其实减掉的大部分只是水分罢了。研究发现，那些体重飞速下降的人，两年之内体重出现反弹的比例约占总人数的一半，五年之内约有80%的人都出现了复胖。"身体重置"健康计划与传统的低碳饮食计划则不一样，它是一种生活方式，能够长期帮助我们控制体重。

更重要的是，不吃各类谷物意味着失去重要的B族维生素。随着年岁增长，由于消化系统的变化，我们的身体本来就已经很难从食物中获得这些维生素了。而不吃水果则意味着放弃了数以千计的植物营养素，这些营养素是能够舒缓和抑制体内炎症的。谷物和水果吃得少了，膳食纤维的摄入量也会有所下降。虽然低碳水饮食能为身体补充大量蛋白质，对于我们中老年人维持肌肉和提升肌肉质量有一定的好处。但是，在对抗增龄性肌肉流失这场持久战中，蛋白质只是作战计划的一部分而已。在日常饮食里，我们还需要补充大量膳食纤维和其他营养素，以支撑免疫系统运行、减少体内炎症以及扭转早衰现象。市面上流行的节食计划却不甚重视这一点。

温馨提示

"低碳水"往往意味着"低营养"。除了在饮食中增加大量蛋白质，我们还必须补充身体所需的各类维生素和矿物质。我们要避免"进食阶段"这样的把戏，更不能只追求减重速度而不关注质量。

不要让食欲战胜自己的理智

有一位女士今年55岁了，从小学起，她每次节食后都会出现溜溜球效应（指节食后体重减轻，但停止节食后一段时间体重增加又要节食的循环）。不管是什么节食计划，都很难坚持下去。她每天都在抵御食物的诱惑，结果屡战屡败，这种情况直到她接触了暴食者互助协会（类似酗酒者互助协会的组织）后才发生改变。这位女士说："暴食者互助协会并不会提供具体的饮食方案，只致力于帮助人们停止暴食行为。加入这个组织后，我平生第一次清醒而有节制地进食。"

长期暴饮暴食、冲动进食、放纵进食、限制进食和催吐都是饮食失调的表现。除此之外，你还可以联系专业营养师寻求帮助，他们可以为你量身定制饮食计划。

NOOM（健康管家）与认知行为疗法

NOOM（健康管家）所主打的瘦身计划是基于认知行为疗法原则的，它能让你学会倾听自己的消极情绪，并与之和解。一开始，它会为你量

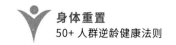

身定制个人档案，内容包括生活方式和心理状态，以便为你的瘦身之旅扫清情绪障碍，让你远离情绪引起的暴饮暴食。这样，你就可以一直走在科学瘦身的正轨上，不会感觉自己在瘦身之旅中孤立无援。这种做法非常科学。

NOOM 推出的饮食策略可以用非常简单的一句话来概括，即尽可能少食用热量过高的食物。具体方法是减少高脂食物（比如，用低脂的乳制品替代全脂的，或者把炸薯片之类的零食换成空气炸锅炸制的爆米花），以及在同类食物中选择含水量较高的（比如，在葡萄和葡萄干之间选择前者，或者用健康的沙拉替换汉堡包）。

NOOM 饮食策略非常不错，特别是让你积极主动地用水果蔬菜等优质食物替换没那么健康的汉堡和炸物。此外，这一饮食策略强调减重的可持续性，并不过分追求减重速度，这种长期的健康饮食策略能让溜溜球效应的影响降到最小。不过，由于 NOOM 饮食策略依然存在三个问题，它对于我们 50+ 人群的效果就没那么理想了。

第一，NOOM 饮食策略十分关注体重。它希望我们每天都要称一下体重，比起身材好坏，它更在意体重秤上的数字。但现实情况是，现在还没有任何办法通过体重秤判定自己减少的体重究竟是体内的水分，还是肌肉组织，抑或是我们希望减掉的脂肪。而且，我们也知道，体重秤上的数字只是减重的一小部分，并不能全面反映身体健康情况。

第二，NOOM 饮食策略没有意识到我们 50+ 人群的身体随着年龄增长而发生的变化。虽然在小程序上定制的个人档案可以让我们专注于自己的减重目标，帮助解决许多饮食方面的问题，并且能纠正现存的一些错误观念，但是 NOOM 饮食策略对饮食有着极其标准化的规定，即尽可能少摄入热量。通常富含蛋白质的食物中往往也含有不少脂肪，它们很容易会被定义成"高热量食物"。因为这些高蛋白食物热量有点儿高就弃而不食，很容易造成蛋白质摄入不足。体重下降＋减少蛋白质摄入＝肌肉流失，这种模式有多么不健康已经无须多言了。

第三，虽然 NOOM 瘦身计划所依托的认知行为疗法已被证实对治疗暴食症有效，但是它对于帮助普通人减肥的效果尚不明确。

---- 温馨提示 ----

知道自己该吃什么健康食物和是否真的去吃是两码事。比起其他节食计划，"身体重置"计划所提供的饮食方案简单易行，让人终生受益。它不仅能够让你吃得饱，还能满足身体的营养需求。不过，对于那些控制不住想吃零食的人来说，认知行为疗法会比那些均衡膳食的饮食计划更加有用。

回顾一下本章节的内容，有几个话题总是被反复提及。一是官方的《膳食指南》和绝大多数饮食计划没有考虑到我们这些步入中年、走向老年的 50+ 群体的特定需求。二是许多节食计划为了追求快速的瘦身效果，往往不惜以牺牲长期健康为代价。这也难怪在吃饭这件事上，我们一生中大部分时候都如此困惑，既不知道吃什么、该在什么时候吃，也不知道怎么才能吃得健康。

但是，我们还是能够为自己的长久健康做出一些努力的。我们不必跟随流行的节食计划，"身体重置"计划专为我们全体 50+ 人群而设计，帮助我们管理体重、增加营养。它实践起来并不困难，什么时候开始做都很轻

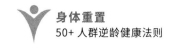

松，它能帮助我们逆转衰老对身体造成的影响，还能控制体重增长，让我们在未来的日子里能迎接更健美的身材、更健康的身体和更长的寿命。

行动步骤第十条

当压力过大或者感觉百无聊赖时，你往往会选择一些不那么健康的食物来吃。这些食物也因此被称作"安慰食物"。

如果觉得它是你减重之路上的主要障碍之一，不要着急，在下列左方横线处写下你常吃的不太健康的"安慰食物"，然后右边列出比它健康一点的替代性或高配版食物。举个例子，如果你爱吃薯片，把它换成玉米片和牛油果酱怎么样？或者，要是你喜欢以椒盐卷饼作为主食，不妨用胡萝卜条和鹰嘴豆泥替换一下试试？"身体重置"计划不要求你少吃东西，只希望帮助你摄取更多的营养。

我常吃的安慰食物	可以作为替换的营养食物
_____	_____
_____	_____
_____	_____

当我们不是因为饥饿，而是纯粹为了排解压力和情绪想要放纵自己大吃一场时，不妨先把自己的节奏放慢，仔细考虑一下是不是非要这么吃。除了美食，还有许多办法能够消愁解闷，比如做一个深呼吸、听一听喜欢的音乐以及沉下心来冥想，这些都非常管用。

第十一章

带你了解新陈代谢

为什么要坚持锻炼，
哪怕它没有多少减重效果

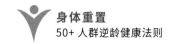

你是不是在怀疑自己看错了？做运动对减重起不到多大作用？

和你原来的认知完全不一样，但确实是这样。运动并不会像我们所设想的那样帮助身体燃烧更多热量，它既不会有显著的瘦身效果，更不能提高新陈代谢。实际上，你此前了解过的许多关于运动的知识很可能都是不正确的。

设想一下，你五十来岁，体格中等。昨天你起得很晚，去公司上了一天班，午饭是在工位上吃的。下班回到家之后就躺在床上，看了一晚上电视。那么昨天这一天，你身体所消耗的热量约为 2500 卡。

而今天你起了个早，先在跑步机上跑了半小时才开启自己一天的工作。工作结束，准备吃晚餐之前，你还上了一个小时的瑜伽课。可你身体所燃烧的热量竟然和昨天是差不多的，都在 2500 卡左右。

也就是说，你今天额外做的运动，对于身体燃脂过程没有丝毫的促进作用。

怎会有如此奇怪之事呢？如果真的是这样，那么像爬楼机这样的健身器材上明确显示的热量消耗读数难道是假的吗？答案当然是否定的，我们在运动时的确会燃烧掉大量热量。但问题是，我们的日常新陈代谢是相对固定的，通过运动消耗再多热量，身体都会做出相应的补偿。

燃烧热量、减轻体重与保持健康

据美国国家疾控中心研究，每周给自己安排 150 分钟中等强度的有氧运动（或 75 分钟的高强度运动），身体的表现将达到最佳。也就是说，最好一周中安排 5 天做 30 分钟的中等强度运动，或者安排 4 天做 20 分钟的高强度运动，运动可以安排在一天之中的任何时刻。

运动 30 分钟听起来是不是有点儿难？其实，一点儿也不多，只占普通美国人每天看电视时间的六分之一罢了。

实际上，你运动的时候完全可以观看最新的电视剧，戴上耳机听自己最爱的音乐、有声书或者播客。还可以找一个健身的伙伴，或者加入健身社团，线下也好，远程也罢，只要能够一起锻炼、一起强壮起来就好。

赫尔曼·庞泽是美国杜克大学进化人类学和全球健康学副教授，他告诉我："运动量较大时，身体其他功能分配到的热量就会减少，这些功能包括激素分泌等。因此，不论你是运动了几小时还是躺在床上一动不动，身体每日所消耗的热量总量，也就是总的新陈代谢量，是依旧保持不变的。"

庞泽教授所说的正是人体热量消耗的真实状况，他之所以得出这样的结论，部分来源于对于原始文化的研究。以坦桑尼亚的哈扎部落为例，哈扎人会制作简单的捕猎工具，用茅草搭建住所。由于为了生存需要日夜劳作，科学家们认为他们每天消耗的卡路里一定非常多。但是，当庞泽教授调查哈扎人的新陈代谢率时，却发现尽管他们每日辛勤劳作，但平均每天消耗的卡路里并不比习惯躺在沙发上看电视的普通美国人多。

你可能接触过一些宣称可以"提高"新陈代谢的瘦身书籍或者节食计

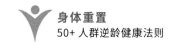
划。但庞泽教授认为所谓提高新陈代谢只不过是一句空话：从人类进化的角度来看，身体的新陈代谢是由我们维持生存所需的热量所决定的。对于原始人类而言，假如新陈代谢速度加快，又没有额外的热量摄入，那么饥饿的风险就会增加。因此，尽管我们通过运动能够燃烧大量热量，但大自然为了保护我们，还是会让身体总体代谢率保持大致不变。

然而随着年纪增长，新陈代谢发生改变，肌肉开始出现流失，而脂肪却不断增加。前文中也曾提到过，肌肉比脂肪更容易受新陈代谢的影响。

如果食物短缺的情况过于严重，身体的新陈代谢率会随之下降，从而使得热量消耗降低。其实这是身体保护我们免受饥荒威胁的一种很好的方式。但如果挨饿状态是通过节食计划人为制造出来的，其结果就得另当别论了。过度减少热量摄入，新陈代谢率就会降低，而这为未来的体重反弹埋下了隐患。

事实上，当我们遵循传统的节食计划时，大多数情况下，只要限制热量摄入就容易造成肌肉流失。美国国家卫生研究院对《超级减肥王》的 14 名参赛者进行了研究，发现其中 13 人在节目结束后的 6 年内体重出现了极大的反弹。肌肉流失是一方面原因，另外，研究人员还发现他们的静息代谢率发生了变化，节食前平均每日消耗的热量为 2607 卡，节目结束之后降到了 1900 卡。

这也是为什么"身体重置"计划不要求人们过分限制热量摄入的原因。长远来看，限制热量摄入最终会导致体重不降反增。"身体重置"计划只会对你的饮食稍做调整，减少垃圾食品，同时添上其他健康食物。增加更多优质蛋白，是为了帮你维持肌肉、横扫饥饿；补充更多膳食纤维和营养价值高的食物，是为了助你对抗炎症、远离疾病。这样的饮食安排能保证你每天从食物中获取的热量比身体消耗的少，不过，只有一点点。如此，你所吃下的食物足以使新陈代谢保持在健康和正常的水平。

运动益处知多少

你可能会有点儿疑惑，既然多做运动不能额外燃烧热量帮助我们减重，那么为什么还要坚持运动呢？

答案是，你就像一个运动员，而运动员是需要一直训练的。

每天早晨我们从床上爬起来后，就已经在训练自己的身体了。我们和金牌四分卫汤姆·布拉迪（译者注：Tom Brady，美国知名职业橄榄球运动员）一样都在训练，只不过他的训练方式是练习投掷橄榄球和躲避对方球员的擒抱，而我们的训练方式是日常活动罢了。

我们和汤姆·布拉迪一样，都有可能因为自己选择的生活方式而处于严重的危险之中。布拉迪可能会被一个魁梧的后卫球员撞倒，他冲向球场上的安全区时也有可能伤到膝盖。不过，与他不同的是，我们面临的危险没有他的突然，不过伤害性也不小。久坐，不管是坐在桌前还是方向盘前，又或者是躺在一把舒服的椅子上，只要时间过长，就可能出现肌肉萎缩，特别是腘绳肌（位于大腿后方的最长的那条肌肉），出现下肢血管病变和血栓的风险也会上升。同时，久坐会缓慢压迫到背部的椎间盘，我们更容易感觉腰酸背痛。

经常久坐还会导致胆固醇、血压和血糖水平升高。事实上，研究表明，久坐不动对身体造成的影响堪比肥胖和吸烟。我们已经了解过肌肉力量会因为年龄增长而大不如前，也明白它会给我们的整体健康质量带来何等风险。

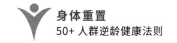

这就是为什么"身体重置"计划希望你保持运动。

杰伊·卡迪洛是纽约的一名私人教练，也是美国西奈山医院（译者注：Mt. Sinai Hospital，美国顶尖医院之一）"超出你的预期"预防肥胖和疾病计划的创始人之一。他告诉我："我经常说的'锻炼'其实就是日常活动。所谓锻炼，就是适应不同的生活场景，合理应对各种各样的压力。如果你在办公桌前一坐一整天，那么办公桌就如同你的训练场，你要锻炼自己，让自己适应这种生活方式带来的挑战。"

但是，如果我们通过做一些中等强度的运动来"训练"自己的身体，就和上面所说的"锻炼"不一样了。"训练"可以帮助我们消除久坐造成的不良影响，本质上和布拉迪做敏捷性和速度训练来降低在橄榄球场上被对手夹击的概率是一样的。这就是训练身体的重要性，哪怕它不能直接帮助我们减重。下一章中的"身体重置"健身计划的理念也受其影响。

在生活中，我们在不经意间已经做了很多健身训练，使肌肉力量增大，体力水平有所提升，速度、耐力和身体灵活度也有一定的提高。一天之中，你动起来的时候越多，身体就会越健康。这些健身训练都是十分寻常的日常活动，比如跑着赶上快关门的电梯；拎着买好的菜回家；把冰箱打开；弯下腰捡起掉落在地的东西等。哪怕你只是给自己的背抓了抓痒，也算一种健身训练。训练自己的身体能帮助我们毫不费力、姿态优雅地做任何自己想做的事情。

健身训练有三种主要方式。

第一种是力量训练，也被称为抗阻性训练，它能帮助我们的身体合成并维持肌肉。

第二种是有氧运动训练，它能让我们的心脏和肺部保持健康。力量训练和有氧运动训练都有益身体健康，但如果把两者结合到一起，效果将是无与伦比的，就像两种不同风味的花生酱或果酱，单独吃时都很不错，而加到一块吃会更加美味。

第三种是高强度间歇训练，它将力量训练和有氧运动训练结合，也被称为 HIIT 训练。这一训练方式非常明智，能让有氧运动和力量运动的效果实现最大化。

除了力量训练和有氧运动训练，我们还要做平衡和灵敏度训练，它们是身体整体健康不可或缺的一方面，做好相关训练能让我们在未来受益无穷，但是往往连健身达人都经常忽视掉它们。为了帮助你舒缓肌肉酸痛、保持专注，"身体重置"计划特别设计了一个简单易学的平衡舒展运动，在下章可以学习到。

这种运动不会耗费多少时间，也不需要购买专业设备或者请一个教练。但它却能满足你日常活动所需，缓解因久坐产生的身体酸痛，还能让你远离数十种疾病（新冠大流行期间，研究发现多做运动能有效防止新冠肺炎重症的发生。）

"身体重置"健身计划能够保护你的关节，你可以自由自在地漫步、探访城市的大街小巷，可以轻松自如地上下楼梯，陪儿孙辈嬉戏打闹，再也不会出现"谈楼梯色变"的情况了。有了这个健身计划，你在滑雪或者打高尔夫球时表现得会更好，受伤的风险也将大大减少。多项科学研究表明它还可以预防认知能力衰退、保持思维敏锐，甚至可以对我们体内的微生物群产生积极影响。

此外，有些研究发现，锻炼身体（特别是做高强度间歇训练）与细胞活力的提高存在关联。肌肉增加 + 炎症减少 + 细胞活力提升 = 更健康的新陈代

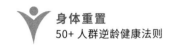
谢。尽管我们无法提高新陈代谢，但是运动锻炼能够保护新陈代谢少受年龄增长所带来的影响，这样，身体就能远离疾病、远离增龄性的体重增长。

使用"身体重置"健身计划，你不仅会变得更加强壮健美，也会比从前更加灵活，这种改变是由内而外的。此外，它还会让你感觉自己精神焕发、心情愉悦。你不用花费多少时间，每天只需要抽出 30 分钟运动，就有如此丰厚的回报！

当然，要是你实在不想每天锻炼，说不定已经跳过本章节，直接去看最后一章的美味食谱了。但是看到此处的你，并没有跳过本章节不读。这说明你做好了运动锻炼的心理准备，那么你非常不错。

现在，你所需要的就是一个完备的健身计划，请翻到下一章了解"身体重置"健身计划。

运动能让你远离哪些疾病

别让自己成为容易被各种疾病攻击的对象。美国生理学会发现，缺乏运动是数十种疾病的主要原因之一，这些疾病如下：

1. 早衰和早亡

2. 心肺适应功能差

3. 肌无力症

4. 代谢综合征

5. 肥胖

6. 胰岛素抵抗

7. 前驱糖尿病

8. Ⅱ型糖尿病

9. 非酒精性脂肪肝

10. 下肢血管病变

11. 冠心病

12. 高血压

13. 中风

14. 充血性心力衰竭

15. 内皮功能障碍

16. 动脉血脂异常

17. 凝血功能障碍

18. 深静脉血栓

19. 认知功能障碍

20. 抑郁症、焦虑症

21. 骨质疏松症

22. 骨关节炎

23. 平衡能力下降

24. 骨折和滑跌

25. 类风湿性关节炎

26. 结肠癌

27. 乳腺癌

28. 子宫内膜癌

29. 多囊卵巢综合征

30. 勃起功能障碍

31. 身体疼痛

32. 憩室病

33. 便秘

34. 胆囊疾病

行动步骤第十一条

为什么我们要多锻炼、多运动？因为运动能帮我们实现自己定下的目标，不论目标是环游世界，还是学习一种新的运动方式，或者只是让自己能够更好地陪伴在孙辈身旁。运动是乐观主义精神的终极体现。

那么现在，给自己一个换上运动套装的理由吧。请在下方的横线处列出三个需要你身体健康、动作灵活才能实现的目标。

1. _____

2. _____

3. _____

第十二章

"身体重置"健身计划

不用购买设备，无须任何借口

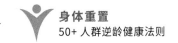

　　来吧，让我们一起健身！到了 50+ 这个阶段，该有一点儿属于自己的时间了，一天抽出半小时不为过，至于这半个小时该怎么安排，我的建议是做点儿运动。运动过程中，身体和心灵都能得到滋养。不仅如此，运动结束后，你还会感觉神清气爽。在孩提时，与伙伴玩耍嬉闹曾让我们觉得乐趣无穷，其实长大成人之后也是一样，我们运动得越多，心态就会越年轻，心情也会更舒畅。

　　无须挂在心上的，是如何做得百分百正确。再长的马拉松，往往都始于迈出第一步。在最开始的阶段，重要的不是做什么运动、怎么做效果最好，而是要让"动起来"成为一种习惯。你可以从一些难度小、强度低和趣味性强的运动开始，花上一两周的时间把自己的锻炼习惯确定下来，然后再关注运动的质量，调整运动的强度，循序渐进。

　　不过，在开始训练之前，我想提示几句。本章所示范的锻炼难度不一，有相对简单的，也有难度较大的，特别是高强度间歇性训练（也就是 HIIT 训练）。做任何运动前请务必咨询医生，如果你身体活动性较差或者有心脏方面的问题，那么要加倍注意。可以将自己的健身计划拿给医生看，咨询这个计划与自己当前的身体状况是否适配。这么做能够确保自己在风险最小的情况下，从运动中获得最多的益处。

肌肉之"最"

力量最强的肌肉是下颌肌肉，即咬肌。吉尼斯世界纪录记载的最强咬力为 975 磅（约 442.3 千克），这一世界纪录由美国佛罗里达州的一名男子所创造。

速度最快的肌肉是眼睑肌肉，即眼轮匝肌。据研究人员测量，眨一次眼的持续时间仅为 0.3 秒左右。

块头最大的肌肉是臀部肌肉，即臀大肌。不过，还有一个关于臀部组织的知识，研究人员发现，由于臀部脂肪中能促进大脑发育的欧米伽 -3 脂肪酸占比较高，所以或许有助于提升认知能力。同为脂肪，腹部脂肪中却含有很多能引起炎症的物质，这抑制了大脑的发育。要是腹部脂肪能和臀部脂肪合理调换就好了!

带你了解力量训练、有氧训练和 HIIT 训练

"身体重置"健身计划示范的三种主要训练分别是力量训练、有氧运动和 HIIT 训练。这三者各有所长，而将其结合到一起还能给身体带来更多额外的好处——既可以减少因重复性运动时间过长而造成的过劳性损伤，还可以通过燃烧体内存储的碳水化合物、脂肪以及氧气让新陈代谢更健康。此外，在提升自己健身水平的同时，多种运动相结合还能让我们感觉锻炼没有那么无趣，能有效应对锻炼时精神不集中的问题。

每周的运动要多样化。就像美国纽约市特种外科医院服务部主任波利·德·米尔所说："运动犹如吃饭，要经常换换口味。"昨天骑了很久的单

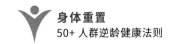

车，今天就和家人林中漫步；今天做了 HIIT 训练，那明天就换成游泳。不过，记得一周至少做两次力量训练哦。如果太久没运动了，不妨先打打太极拳，或者练一些其他的武术活动，这些都是提升力量、平衡能力和身体灵敏度的极佳选择。

力量训练 / 抗阻性训练

如果我告诉你，哪怕现在迈过了五十岁的门槛，经过训练，你的身体会比此前任何时候都强壮，你相信吗？

也许你不会相信。毕竟在前面的章节，你已经了解了年龄增长的诸多影响，知道它会让身体素质出现平稳而缓慢的衰退。但是，这种衰退其实是可以规避掉的。有些人年过五十，身体还处在巅峰状态，这样的人不胜枚举，比如奥斯卡影后哈莉·贝瑞、亚马逊创始人杰夫·贝佐斯和地产女王芭芭拉·科科伦等。他们之所以能够保持这么好的状态，健身和肌肉锻炼是头号功臣。

美国纽约市立大学雷曼学院运动科学系的副教授布拉德·肖恩菲尔德博士告诉我们："力量训练至关重要，它能够让我们的生理年龄比实际年龄小很多。"在做力量训练之前，首要是摸清自己身体的情况，确定自己该从哪个阶段起步，之后就可以开始训练了。

力量训练又叫抗阻性训练，是一种给肌肉施加额外的压力或"阻力"的锻炼活动。当肌肉受到阻力，为了对抗这股阻力，肌肉纤维会变得更强壮。在这一过程中，我们的骨骼质量和肌肉质量得到提升，罹患各种疾病的风险也会降低。（本书第六章中详述了肌肉对于身体健康的意义，肌肉能帮助我们预防多种疾病，如中风、癌症、心脏病、糖尿病及各种传染疾病等，还能规避各种潜在的风险。）

一谈起力量训练，很多人都望而却步，会感觉自己很难把沉重的杠铃举起来，也不喜欢健身房里人们咬紧牙关训练时发出的奇怪声响。其实根本不用多虑，事实上，抗阻性训练不是非得走进举重室才能做，也不是一定非要用上沉重的健身器材。

马克·纳廷是美国宾夕法尼亚州伊斯顿市的一名专业健身教练，也是吉瓦健身公司的老板。他告诉我："做抗阻性训练的方式很多，可以利用身体的自重，也可以使用哑铃、壶铃和拉力带之类的健身器材。做家务其实就是做力量训练了，比如把浸泡着很多衣服的洗衣盆端起来，把盛满汤的罐子放上餐桌，甚至连做饭时颠两下锅也算一种力量训练。"

瑜伽和普拉提可以被归类为抗阻性训练，因为做这两种运动时我们要给肌肉施加压力，将其尽可能地拉长、伸展。有一些耐力训练，比如划船、爬楼梯、做健美操和骑山地自行车也属于抗阻性训练的范畴。简而言之，只要一种运动给肌肉施加了压力，那它就算是抗阻性训练。

发现自己比起之前能做更多锻炼，这就意味着你变强壮了，用专业术语来说，你的身体"进阶"了。"进阶"意味着你在不远的未来还能继续进步。所以，不断挑战自己吧！你可以增加训练物的重量，或者重复更多次（这也被称为升级版抗阻性训练，简称为PRT训练），还可以在自己现有的锻炼计划中加入其他全新的运动。

有氧训练

有氧训练又叫心肺功能训练，任何对心脏和肺部进行长时间训练的运动都被称为有氧运动。跳舞、游泳、快步走、骑自行车、慢跑五公里，以

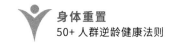
及在椭圆机、爬楼机和划船机这种健身设备上进行运动，都属于有氧训练。

做有氧运动时，心率上升，心脏会向体内各大系统泵送更多血液和氧气。经过有氧训练，心脏愈发强健，其运转效率也会有所提高。也就是说，心脏每次搏动所泵送的血液更多了，这逐渐会使得我们爬楼梯时再也不喘了，做各种各样的活动都会觉得"不费吹灰之力"。有氧运动还有助于降低静息血压、加固血管、调节血糖并降低体内坏胆固醇水平。多做有氧运动，心肺功能和免疫功能都能得到提升。

运动强度要足够高，高到让你运动时的心率超过静息心率，这是有氧运动的一个标志。因此，在家门口的公园漫步不能被归为有氧运动。虽然散步对人的身体大有裨益，我们也提倡普通人和健身爱好者尽量多走路，但它不能算是有氧训练，除非你在走路时心率和呼吸频率出现大幅提高。运动时感觉自己有点儿喘不上气，这种运动才算有氧运动。所以，要想身体强壮、身材健美，不妨把漫步改成快走，也可以原地踏步走，如果膝盖和背部承受得住，你还可以爬山或者慢跑，只要做的运动能够提高心率就行。这样的运动才能被称之为"训练"。

训练自己的身体，让自己能做更多，综合能力也会有所提升。

高强度间歇性训练（HIIT 训练）

HIIT 训练是一种组合训练，它将多组强度低、速度慢的运动与强度高、速度快的短时爆发式运动相结合，因此，做 HIIT 训练等于同时做了有氧运动和力量训练。HIIT 训练可以实现健身效益最大化，比起只做有氧运动和抗阻性训练，只做 HIIT 训练所耗费的时间更少，获得的健身成效却不少。

HIIT 训练会在高强度运动中穿插时间更长的低强度运动，就像跑步时全力冲刺一小段后绕着操场慢慢走一圈。HIIT 训练效率极高，对于中老年人尤甚，不过，如果你平时没有运动的习惯，做起来可能会有点儿吃力。当然，此处所提到的"高强度"和"冲刺"，和世界第一飞人博尔特的那种冲刺完全是两码事。我们不必像职业运动员那样竭尽全力，只需要在一段较短的时间内稍微增加一下运动强度即可。

关于 HIIT 训练的更多细节，本章已经准备好了，现在，我们首先要做的，是为健身做好准备。

朋友们，请各就各位，预备！

好好热身，锻炼无忧

热身运动并不意味着一定要在跑步机上慢跑一个小时，它指的是一些简单的放松身体的运动，专业人士将其称之为"唤醒运动"。在一小块区域活动身体，每次运动持续 60 至 90 秒。这样的运动也许你在过去已经做了很多次了。不管是想放松身体还是想舒缓神经，以下热身运动都能帮到你：

摆动腿部

一只手扶着桌子或墙壁以保持平衡，单脚站立，摆动另一条腿。可以向后摆，向前摆，从身体外侧绕圈摆。不需要摆得太高，在身体舒适范围内就好。结束后，换一条腿重复上述动作。

手臂绕圈

伸展手臂，双手在空中画圆。不用想着把这个圆画得多大，毕竟还在

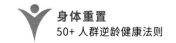

热身阶段。

箭步蹲

站立，分开双脚，与髋部齐宽。一只脚向前迈一大步，然后沉下髋部，直到感觉小腿前端足够伸展后回归原位。结束后，换一只脚重复此步骤。

扭动腰部

双脚分开，双手叉腰。慢慢扭动上身，让它转到另一侧，站稳后将上身扭回原位。结束后，换另一侧。

猫式伸展

四肢跪地，双手在肩膀正下方，膝盖在髋部正下方。拱起后背，吸气，坚持几秒钟。然后朝地板方向放低背部和腹部，再坚持片刻。

"身体重置"力量阻抗训练计划

每周最好做两到三次"身体重置"力量阻抗训练，不宜做得太多，因为身体需要一定的时间来恢复。热身（前面提过热身方法）之后再进行力量训练，训练结束后最好做 5 分钟的平衡舒展运动。

每个锻炼计划都由孤立训练和复合训练组成。孤立训练只针对某一肌肉群，比如腿部屈伸只锻炼腿部肌肉。复合训练则需要身体多个肌群和关节参与，深蹲就是其中的一种。孤立训练比较容易掌握，对于运动新手更加友好，而复合训练则更有效率，因为它能同时锻炼好几处的肌群。

专业健身教练纳廷表示:"运动时,首先要关注自己的动作和姿势,看它们标不标准。"要严格按照教程上的动作步骤来,注意动作幅度,否则身体很容易出现疼痛。如果锻炼时会采用负重,最好预先模拟一遍,以确保自己在做指定动作时能够幅度到位,模拟的这一遍不要采用负重。纳廷教练参与设计了下面的"身体重置"力量阻抗分级锻炼计划。

美国运动医学学院调查发现,做初级和中级力量训练时,最好每次做两三组训练,一组安排8到12次重复动作。你可以每组都做一样的动作,这是最简单的方法,也可以做几组不同的动作,只要这些动作锻炼的是同一肌群就行。

运动开始之前,要先确定好自己最近的运动水平是初级、中级还是高级。以下内容可以帮你定位:

初级水平 有久坐的习惯,每周做的剧烈运动不超过一次。

中级水平 生活习惯良好,经常运动,但是很少做举重或者投掷锻炼,也很少慢跑。

高级水平 热爱运动,一周运动很多次,熟悉最基本的健美操锻炼和重量训练。

不论处于哪个阶段,先做一组运动,每个动作重复8次。如果没有感觉不适,也没有感觉某个身体部位(特别是肩部关节和髋部关节等处)疼痛,可以把次数提高到12次。适应运动节奏后可以再做一组,每个动作先重复8次,有余力的话,重复12次。第三组也是一样。

感觉自己掌握了某项力量训练后,可以在以下两种选择中选一个。第一,加重量。重量具体增加多少,由你自己决定。然后来三组运动,每个动作重复8至12次。要是感觉自己承受能力提高了,还可以继续加重量。

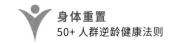

第二，如果你认为自己的运动水平有所提高，就可以做进阶训练。

练到每周能做三次高级水平运动，那就是时候考虑更进一步了。这个时候，要想满足自己的锻炼需求，可以向专业私人教练寻求建议，还去专业健身房，购买相关书籍或者上网寻找更多健身资源。

做运动一定要购买专业设备吗？

很多健身锻炼都需要重物辅助，不过，我们其实没必要专门购买举重的设备。锻炼时有一个轻巧的小哑铃当然再好不过，但是它的价格可不便宜，如果能够找些平价的甚至是免费的替代物，那么何乐而不为呢？以下列出了一些可以替代专业设备的日常用品供您选择：

- 干净的塑料牛奶瓶，装满水或者沙子（可调节重量）
- 便于手持的罐装食品，如罐装蔬菜、豆类和汤品。为了增加重量，还可以把几罐食物装到一个纸袋或者塑料袋里
- 一包大米或者一包宠物粮
- 一瓶洗衣液
- 一本很重的书
- 一大瓶汽水或者果汁

我们应该举多重的东西呢？最好先从比较轻的物品开始，哪怕只有一两磅（约 500 到 1000 克），如果此前从来没做过举重训练，那你要格外小心。即使是在自己的运动水平之内，做最后一组的最后一次重复动作时也要多加注意。经过训练变得更强壮了之后，就可以加训练重量了，但是一

定要适量增加，并且在运动时一定要保持正确姿势。

初级水平运动

踏步热身

原地踏步走五分钟。踏步时双手交替伸过头顶后放回身体两侧，这样可以同时锻炼到上半身和下半身。尽量把膝盖抬高，这样效果会更好。

椅子蹲举

找一把椅子，椅背靠墙放着以保持稳定。人背对着椅子站立，双脚分开，与肩同宽。先坐到椅子上，向前伸展双臂保持平衡，然后臀部肌肉和大腿肌肉发力站起。如果你的运动水平进阶了，想要尝试更有挑战性的，可以双手提着重物，悬在胸部前方，再做这个动作。

随着年龄增长，要想拥有独立自主的活动能力，离不开深蹲训练，这是由于人体的肌肉主要集中在臀部和大腿上。

初级过头推举

站立时双脚分开，与髋部同宽或稍宽于髋部，膝盖微弯。不要将背部拱起。上臂与地面保持平行，肘部弯曲，前臂与上臂的夹角呈 90 度。手部位置略微高于耳朵，手心面向脸部。然后将一只手臂举过头顶，肘部稍稍用力，使其尽量完全伸展，肘关节无须保持固定。稳住肘部，不要向另一侧倾斜。最后手臂回到起始位置，换另一只手臂重复此动作。动作熟悉了之后，两手各提一个重物，交替过头推举。

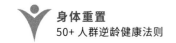

地板卧推

仰卧在地板上，膝盖弯曲，脚部放平，手臂放在身体两侧，双手持重物。首先肘部弯曲，使前臂垂直于地板，手掌朝向脚部。背部挺直，头部和肩部紧贴地板，胸部和手臂肌肉发力，将重物向上举起，举至双手平直，停留片刻，再回到初始位置。

运动时应该如何调整呼吸？

运动过程中，用力（比如在做提、推、拉等动作）时呼气，放松时吸气。

臀桥运动

仰卧在地板上，膝盖弯曲，脚部放平。手臂放在身体两侧，手掌朝下。肩部、头部和脚部紧贴地板，髋部向上用力，使臀部离开地面，努力让肩部到膝盖部位呈一条直线。停顿片刻后回到起始位置。

改良版平板支撑

四肢跪地，手部放到肩部正下方，膝盖放到髋部正下方。首先弯曲肘部，放低身体，前臂平贴地板，掌心向下，肩膀往回收，这样胸部不会往里卷曲。然后慢慢移动膝部，使膝部、髋部到肩部呈一条直线（膝部仍要紧贴地面）。调动腹部肌群的力量，收紧腹部并将其向脊柱方向拉；挤压臀部肌肉，将臀部往地板方向推，保持背部平直。摆出这个姿势后调整呼吸，根据个人情况坚持 5 到 30 秒不等。

负重行走

绷紧腹部肌群，双手持着重物。手臂放在身体两侧，掌心紧贴髋部，笔直站立。肩膀向后拉，想象头顶有一根绳子正在把自己拉向天花板。此时，将重物提于身体两侧，行走 15 秒钟后停下，休息片刻之后重复该动作。

鸟狗式核心力量训练

四肢跪地，背部放平，膝盖放到髋部正下方，双手放在肩膀正下方。收紧腹部肌肉，保持背部挺直，肩胛骨往内收，想象自己两肩胛骨之间夹了一支铅笔。背部与地板保持平行，同时抬起左臂和右膝，尽可能地伸展，想象自己正在用手臂去够前面的墙，用脚去够后面的墙，注意保持身体平衡。维持这个动作片刻，然后回到开始的姿势。再同时抬起你的右臂和左膝，重复上述动作。

训练的初始阶段，我们做动作时很难保持平衡。这就是我们为什么要练习这个动作，只要加强了身体核心肌群的力量，保持平衡稳定就没那么难。

中级水平运动

中级过头推举

找出一把椅子，椅背靠墙放着以保持稳定。坐在椅子上，背部挺直，双脚平放在地板上。双手各持重物，弯曲肘部，使肘部与上臂的夹角呈 90 度，手部位置与耳朵齐平，手心面向脸部。将双臂举过头顶，尽量完全伸展，使双手所持重物在空中相触。

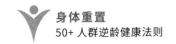

跪姿俯卧撑

四肢跪地，手部分开，放在胸部两侧的地板上，稍宽于身体宽度，肘部朝向身体。将脚部抬离地面，身体向一侧倾斜，用双手的力量撑住下半身。此时，弯曲双肘，胸膛向下压，快接触到地面时往回收，回到起始位置。

俯卧两头起（超人动作）

面朝地板趴下，腿部挺直，脚趾碰到地板，双手直直地伸过头顶。保持颈部和背部挺直，然后调动背部肌肉的力量，将手臂、头部和肩膀抬离地面。保持此姿势几次深呼吸的时间，最后放低身体趴到地上。当你水平提高之后，在抬高肩膀的同时还可以抬高双腿。

蹬台阶

站在楼梯最下面的一级，双脚分开，与髋同宽。手抓紧栏杆作为支撑。（也可以自己找一个稳定的踏台。）抬起左腿登梯，用左腿的力量带动全身，放在地上的右腿不要用力。整个左脚都要登上台阶，髋部、膝盖和脚踝关节要对齐，膝盖应该与脚尖对齐。保持姿势端正，不要向身体另一侧倾斜。右腿则自然地放于身后。停顿片刻后，回到起始位置。接着抬起右腿，放下左腿，重复这个动作。当你的运动水平有所提升后，可以跨更高的台阶，还可以手持重物，肘部发力将其举到肩膀位置。

高级水平运动

空气深蹲

站立时两脚分开，与肩同宽，脚平放在地板上。双手平举，与肩同高。

慢慢地弯曲膝盖，沉下臀部，想象自己准备坐到椅子上。当大腿与地板平行时，停下动作，静止片刻，再调动核心肌群、臀部肌肉、大腿肌肉和四头肌的力量站起来，站起时的速度要比蹲下时稍微快一点。

深蹲过程中不要蹲得太下，膝盖的位置不要超过脚尖，身体也不要靠得太前，不要超过中线，不然有可能造成膝盖受伤。

俯卧撑

面朝地板趴下，腿部挺直，脚趾碰到地板。双手放在胸部两侧的地板上，掌心贴地。收紧腹部肌群，使背部保持稳定。手掌发力，抬高胸部和腹部，直到手臂伸直。此时，头部到脚踝形成一条直线。暂停片刻，然后放低身体。当胸部离地面约一英寸（约2.5厘米）时，再次暂停，然后向上推起。

俯卧撑这个运动极具挑战性，哪怕是比较专业的健身人士做起来也会觉得有难度。如果你觉得自己做不了高级水平训练计划里的俯卧撑，可以换成跪姿俯卧撑，也可以将两种俯卧撑交替着做。

单腿臀桥运动

仰卧在地板上，左腿挺直，右膝弯曲，右脚放平贴近臀部。手臂放松，置于身体两侧，掌心朝下。肩部、头部和脚部紧贴地板，右脚跟发力，将臀部和左腿抬离地面，使肩部、膝部和左脚呈一条直线。停顿片刻后回到起始位置，换成右腿挺直，左膝弯曲，重复这个动作。

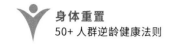

什么是核心训练？

核心肌群指的是腹部前后环绕着身躯，负责保护脊椎稳定的重要肌肉群，包括腰腹肌群、背部下方的肌肉以及臀部肌肉。这些肌肉帮助我们保持平衡，让我们远离滑跌、受伤和腰酸背痛。日常生活里，弯腰、扭腰、托举和把手放到头顶等动作也依赖核心肌群的力量。

专业健身人士认为，普通民众能做的两种最有效的核心锻炼就是深蹲和负重行走。因此，为了增强核心肌群力量，我们把深蹲和负重行走列为"身体重置"健身计划的固定项目，除此之外还增加了许多针对腹部和下背部的核心训练。

"身体重置" 有氧锻炼计划

有氧运动的频率，一周两到三次为宜，当然，如果你愿意，也可以多做几次。运动前要做好热身，运动结束之后，最好花上 3 到 10 分钟慢走，平复加快的心跳和升高的血压。等身体回归正常状态之后，再花 5 到 10 分钟做一做 "身体重置" 平衡和拉伸运动。

前文曾说过，任何能够使人心率加快、呼吸频率加快的运动都可以被视作有氧运动。慢跑是有氧运动，在步道上远足也是，在舞会上跳舞也算，跟着金曲尽情摇摆也是在做有氧运动。如果每周做有氧运动的时间能达到 150 分钟，那就再好不过了！

现如今，网络上有着海量的运动资源，在线运动课程（比如视频网站上的），各种健身 App，社交媒体上的达人分享，比比皆是。人们在家就能做有氧运动，比以前方便多了。各大健身中心都推出在线健身课程，地方政府和公益组织也会免费提供。除此之外，抖音等视频应用上也有很多舞蹈教学，每天跳上几支舞蹈，也是相当不错的有氧运动。

虽然建议一周做两到三次有氧运动，但是如果你还想多做几次，那就尽管去练！有氧运动和力量训练有所不同，后者在每次训练结束后，需要让身体肌肉休息一天，才能达到最佳的训练效果，而前者一周做六次都没什么影响。

"身体重置"有氧训练计划的特点是最大限度地考虑到了个人安排的灵活性。无论选择哪一种运动项目，你都可以通过合理安排循序渐进地实现健身效果。

初级水平

如果你最近没有做过任何有氧运动，最好从这个阶段起手。

你可以游泳、骑自行车、快走 20 至 30 分钟或者去上强度不怎么高的舞蹈课，也可以做其他类型的有氧运动，节奏不用太快，保证自己呼吸顺畅、谈笑自如。等你可以轻轻松松完成 30 分钟的初级运动时，就可以进入中级阶段了。

中级水平

进入中级水平，每周完成两次以上的 30 分钟的有氧运动，比如快走、游泳、骑自行车和其他类型的有氧运动，对你来说应该是易如反掌。

在这个阶段，你可以每次快走 30 至 40 分钟，加快慢跑的速度，骑自行车时稍微加点儿强度或者使用一些健身器械。做其他类型的有氧运动时

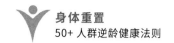
节奏稍微快一点儿，让自己稍微感觉有点儿吃力，大概是还能开口说话，但是不能那么轻松自如的程度。一旦感觉自己能够很轻松地完成中级水平运动之后，就可以做高级水平的训练了。

高级水平

进入高级水平阶段，意味着每周完成两次以上中等强度的有氧运动（持续时间至少为 30 分钟）会很轻松。这些中等强度的运动包括跑步、远足、快速骑行、飞轮训练和其他类型的有氧运动。

首先，恭喜你进入高级水平阶段！你为自己的心肺健康筑牢了地基，请继续保持努力！你可以提高自己做有氧运动的频率，还可以在自己的锻炼计划中添加高强度间歇性训练，具体训练方式见下一节。

"身体重置" HIIT 锻炼计划

研究表明，哪怕只是做上短短十分钟的 HIIT 训练（高强度间歇性训练），对身体的好处都非常大。HIIT 训练将多组强度低、速度慢的运动与强度高、速度快的短时爆发式运动相结合。刚开始接触到 HIIT 训练的人，可以每周做上三次训练，哪怕时间再短，瘦身效果都会十分明显。

而 "身体重置" HIIT 锻炼计划在中老年人的效果比在青少年身上的效果更好，这简直叫人难以置信！

HIIT 训练和任何类型的运动训练都能完美结合。无论你热爱跑步还是游泳，喜欢骑自行车或者远足，都可以把 HIIT 训练加入自己的运动计划中。你还可以把 HIIT 训练融入举重训练、健美操和普拉提中。做 HIIT 训练，等于同时做了力量训练和有氧运动。

如何成功养成运动习惯？

我们人类似乎格外擅长自己碍自己的事。曾经有一个广为流传的松鼠故事，有人问松鼠："你藏了这么多坚果，是为了过冬做打算吗？"这只松鼠抱紧一个松果，眼神迷茫："什么过冬？"是的，像这只小松鼠一样，动物们的行为大多受本能所驱使，没有多少思考。但是我们人类往往却容易想得太多，这就导致该做的不做，不该做的却做了，因此没能很好地保护自己的身体健康。

在健身这件事上也一样，不过，好在只要把运动的习惯培养出来，坚持下去就不是问题。《英国全科医学杂志》上的一篇研究综述发现，养成一个新的习惯大约需要 10 周，10 周之后，这个习惯就会融入生活之中。那么，怎么才能养成一个运动习惯呢？下面几个方法也许能帮到你。

找一个健身搭档

美国密歇根州立大学的运动机能学教授黛博拉·费尔茨说："找一个健身搭档会让你对健身这件事产生责任感，因为你知道，如果自己没在约定好的地点准时出现，他们会很失望。此外，跟搭档一起练，乐趣也会更多。"费尔茨教授在研究中还发现，结伴锻炼时，运动效果会更好，运动时长甚至会翻一番。而且，都不一定真的需要和搭档面对面练习，哪怕这个健身搭档不是真人，只要你和搭档连线训练，运动的效果都会有所提升。

做自己喜欢的运动

锻炼并不意味着一定要在健身房挥汗如雨，或者在跑步机上不知疲倦地跑下去。在家附近的林荫道上远足，上一堂有趣的舞蹈课或者去当地的动物

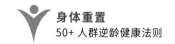

收容所做志愿者帮忙遛遛小狗都是很不错的运动。研究表明，如果你选的运动项目是你发自内心喜欢的，久而久之，你将它坚持下去的可能性会大很多。

怎么方便怎么来

一项研究发现，家离办卡的健身房越近的人，就越有可能去健身。另一项研究则显示，小区中铺设了步道的居民，与没有步道的小区居民相比，每天运动 39 分钟以上的可能性高了 47%。大卫·马克斯菲尔德是《改变任何事物：个人成功的新科学》的作者之一，他说："我建议你在前一天晚上把自己的健身服找出来，放在床边，还可以把运动器材放在自己睁眼就看得见、伸手就碰得到的地方。如果你家有跑步机或者动感单车，可以安在一楼，这样你使用它们的可能性比安在地下室会足足高上一倍。"

学会激励自己

诸多研究发现，同样安排了锻炼计划的情况下，懂得如何奖励或者激励自己的人，能坚持下去的可能性更大。而取消了奖励，人们也更有可能放弃自己的锻炼计划。以下列出的几点能帮助你学会在运动中正确激励自己

- **参加一些公益性活动**。想要激励自己保持专注，多做运动，可以参加一些有意义的活动，比如 5 千米慈善长跑或公益骑行。绝大多数公益运动项目会给参与者发放纪念品，通常至少会发放一件 T 恤。你可以在锻炼时穿上纪念 T 恤，或者用上其他纪念品。看到这些，会提醒自己那些很有意义的经历，别人看到这些，也会觉得你很酷，

因为你不仅仅只是在为自己而锻炼，还在这个过程中帮助了别人。

- **完成目标，给予奖励。**将自己的每周运动计划量化。如果坚持了整整一个月，就奖励自己一个小礼物。比如，运动一次就在存钱罐里放上 2 美元，月底用这笔运动基金给自己买点喜欢的东西。

- **未完成目标，适当惩罚。**完成目标给予奖励是一种正强化手段，未完成目标给予适当惩罚则是负强化手段，两种手段都是行之有效的。一次不锻炼，可以罚自己 5 美元，月底把这些罚金统一捐赠给慈善机构。还可以和朋友或同事打赌，赌自己能不能把运动计划坚持下去。一旦你有所懈怠，你就会输哦。

做好运动记录

如果你此前没有给自己的运动做数字化记录的习惯，那么是时候将每周的运动数据都记录下来了。不记下来，我们往往认识不到自己到底做了多少运动。所以，一定要把运动数据都记下来，这样你才能直观地看到自己在健身之路上走了多远。

除了能帮助人们瘦身，HIIT 训练还有益身体健康。2018 年的一项研究表明多做 HIIT 训练有助于减缓中老年人的免疫系统功能下降的速度。HIIT 训练的益处远不止于此，它还可以：

给细胞"充电"

美国梅奥医学中心的研究人员发现，年龄在 65 到 80 岁之间的群体在自己的锻炼项目（如快走和骑自行车）中加入 HIIT 训练时，身体会给线粒体分配更多蛋白质，线粒体好比电池，能为身体细胞提供生命活动所必需

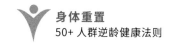
的能量，有效减缓细胞的衰老。研究还表明，这种影响会随着年龄增长而不断加大。

让小腹重归平坦

有项研究将经常久坐的女性群体分为两组，一组做 20 分钟的 HIIT 训练，一组做 40 分钟恒负荷运动（译者注：steady-state exercise，是一种低强度运动，让人在较长的时间内以同样的节奏、强度进行持续运动）。结果，只有做 HIIT 训练的那组成功减掉了脂肪，且减掉的脂肪以腹部脂肪为主。

保护心脏健康

在一项针对近 5000 名心脏病患者的研究中，研究人员发现，比起传统的锻炼方式，HIIT 训练更能有效避免心脏病复发的问题。

有效提高身体活动能力

日本的研究人员为 696 名 50+ 人群安排了一个以快走为主的锻炼计划，同时结合了 HIIT 训练。22 个月后，适应并坚持使用这个计划的人仍占总人数的 70%。

促进睾酮分泌

一项研究将 22 名 60 多岁经常久坐的男性作为实验对象，在他们的定期锻炼中加入自行车 HIIT 冲刺训练，12 周后，研究人员发现他们的睾酮水平比训练前增加了 17%。

比起单纯的力量训练或有氧运动，HIIT 训练能更好地促进大脑的某些功能。研究人员对正在运动着的人做核磁共振，发现人在做低强度运动时，大脑中与认知能力和注意力有关的部分会受到刺激，而做高强度运动时，大脑中与情绪处理有关的神经网络会非常活跃。

温馨提示

　　热身对于 HIIT 训练的重要性尤为重要。在开始做 HIIT 训练之前，如果你正在做一些重复性运动，比如快走、跑步、游泳、骑自行车，或者正在椭圆机上训练，可以慢慢地提高速度当作热身。如果你打算将健美操、力量训练和 HIIT 训练相结合，请使用之前提到的热身方法。

HIIT 训练适合你吗？

　　HIIT 训练的门槛较高，要求训练者身体灵活，有一定的健身基础。此外，尽管 HIIT 训练的效果可谓立竿见影，但不是每个人都适合这种训练的。有些人更喜欢户外运动，比如享受远足时新鲜的空气和美丽的风景，迷恋骑自行车穿越城镇的畅快淋漓。他们沉浸于运动的节奏之中，习惯在运动时放飞思维，帮助自己解决工作和生活中的难题。然而，HIIT 训练的节奏快速而紧张，它要求训练者专注于自己当下的训练，要时刻注意自己的姿势对不对、下一步要做什么动作。HIIT 训练者会很清晰地意识到自己在认真努力地训练，这一点让他们觉得欢欣鼓舞、心满意足。

　　如果你不确定哪种训练方式适合自己，可以都试试，选择对你最有用的那个。

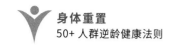

该做多少 HIIT 训练呢？

HIIT 训练强度较大，每次做完训练需要给身体一点休息时间，因此，您可能每周只想做一到两次的 HIIT 训练。那么，这么多够吗？请看下面的分析。

HIIT 力量训练

下表是一个关于如何整合 HIIT 训练和力量训练的示例。在 HIIT 训练中，强度是一个关键性指标。所以，哪怕你认为自己的健身水平还不错，最好也要从初级水平的训练开始。本章中提供的力量训练动作，你可以任意搭配，不过，训练最好同时兼顾到上半身和下半身。

HIIT 力量训练时间表

项目	初级水平 时长 16 分钟	中级水平 时长 30 分钟	高级水平 时长 45 分钟
每次运动时间	30 秒	一分钟	一分钟
每次休息时间	30 秒	30 秒	15 秒
锻炼动作总数	4	5	6
锻炼组数	4	4	6

HIIT 有氧训练

HIIT 训练也可以和有氧运动结合起来。下面是三张不同水平的锻炼示意图。HIIT 训练对身体的要求很高，所以，如果你此前没有接触过，建议从初学者的水平开始。

初级水平示意图

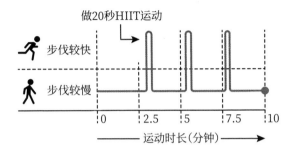

中级水平示意图

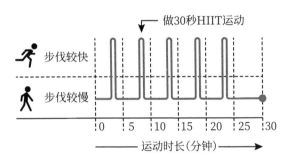

高级水平示意图

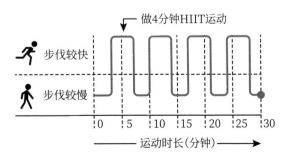

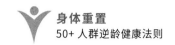
"身体重置" 平衡和拉伸运动

如果锻炼时没有累得直喘、大汗淋漓，很多人就会觉得自己好像做了"无效锻炼"。但事实并非如此。身体的灵活性和平衡能力对于整体健康至关重要，而我们在做这两方面的训练时，一般很少出现累得上气不接下气的情况，训练身体灵活性的拉伸运动就是一个例子。

多做拉伸运动，身体自然灵活

随着年龄的增长，关节的灵活性会有所下降，特别是肩部关节。在 55 到 86 岁的群体中，女性肩部关节的灵活度每 10 年会下降 6 度，男性每 10 年则会下降 5 度。

设想一下，30 岁的时候，你可以轻而易举地将双手笔直地伸向天花板，两手还能在头顶之上的半空中相触。而年岁渐长后，再想让双手在空中相触，就得弯曲手肘才能做到，而且随着时间的推移，手肘弯曲的幅度会越来越大。如果关节像以前一样灵活，系鞋带、穿毛衣、拿取柜中放得比较高的食物，诸如此类的事情我们自己可以独立完成，不必事事求人。而身体灵活与否，和肌肉力量的大小是紧密相关的。肌肉僵硬紧绷时，很难产生爆发力，让我们不能迅捷有力地做出动作，动作幅度变小，这样会进一步影响步速，还会增加滑跌的风险。此外，我们还会更容易觉得腰酸背痛，这是由于僵化的肌肉所吸收的营养不足，部分肌肉组织受到刺激而产生了"激痛点"，脊柱两侧的肌肉也会感觉酸痛。

提高身体灵活性的方法主要有两种：

第一种方法是动态运动，热身也包括在内。每次正式运动之前，每天早上起来或者坐了很长时间之后，都可以先热热身。

第二种方法是静态拉伸。静态拉伸指的是持续 30 至 60 秒的拉伸运动，适合在做完有氧训练、力量训练或者 HIIT 训练之后进行，因为经过训练的肌肉处在最适合拉伸的状态。下面列出了一系列 5 至 10 分钟的拉伸运动，请尽情尝试吧!

墙角肩部拉伸运动

面向房间一角站立，与两面墙的距离要略小于手臂长度。双臂肘部弯曲 45 度后压在墙上。身体向墙角方向压，感觉胸部有一种伸展感，保持此姿势 30 至 60 秒后放松，再重复该动作。

站位四头肌伸展运动

站在离墙壁约一英尺远（约 30.5 厘米），面对墙壁。左臂扶墙以保持平衡，弯曲右膝，右脚向后抬起，使小腿与地面大致平行。此时，伸出右手抓住右脚，轻轻地向上拉起，让右大腿前部有轻微的拉伸感。保持此姿势 30 至 60 秒，然后轻缓地松开，右脚落地。换右臂保持平衡，抬起左腿重复上述动作。两条腿都拉伸后放松一下，再重复。

髂胫束伸展运动

你知道自己的身体内部有两条"带子"吗？这两条"带子"的学名叫作髂胫束。髂胫束是一条厚厚的带状组织，从大腿外侧延伸下来，连接着臀部与膝盖。髂胫束处于紧绷状态时会引发臀部疼痛或者膝盖疼痛，还可能同时引发两种疼痛。要拉伸髂胫束，可以先坐在地板上，双腿向前伸展，背部挺直，手放在旁边的地板上以保持平衡。然后弯曲右膝，将右脚平放

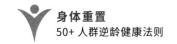
在左膝外侧的地板上面。向右转动头部和肩膀，面朝右侧。接着抬起左臂，贴在右膝盖外侧，然后轻轻用力，用左臂将右膝盖向外推远，让臀部和脊柱右侧有一种拉伸感。保持此姿势 30 至 60 秒，然后换到另一侧，重复上述动作。拉伸后放松一下，再重复。

躺地拉伸运动

仰卧在地，膝盖弯曲。将右脚踝横过来放在左膝上，伸出双手抓住左边小腿，往自己的方向拉，期间确保上半身平贴于地板。保持此姿势 30 至 60 秒。换到另一侧重复上述动作，做完之后放松片刻，再接着重复。

平衡能力与平衡运动

根据世界卫生组织的数据显示，滑跌是意外死亡的第二大原因，仅次于交通事故。美国疾控中心报告称，在 65 岁以上的美国人中，每年有超过四分之一的人曾出现过滑跌状况，而这也是造成头部受伤和髋部骨折的主要原因。所以，我们从现在开始就要关注身体平衡能力，而不是等到年纪增长，滑跌风险增加了以后再去做平衡训练，这就像开始下雨了再去修屋顶，为时已晚。

身体的平衡功能极其复杂，需要体内诸多系统协同工作、共同配合。平衡能力离不开肌肉的力量，尤其是下肢力量和核心肌群的力量。平衡能力也离不开良好的身体灵敏度，特别是髋部和腰背部的灵活程度。

随着年龄的增长，平衡功能、肌肉力量和身体灵敏度变得越发重要，这是因为我们身体所面临的挑战也越来越多了。大脑中有个非常复杂的感官系统，名叫前庭系统，它能帮助我们确定自己在某个空间中所处的位置，这一功能会随着年龄的增长而出现衰退，同样衰退的还有我们的反应时间。

而且，受年龄因素影响，视力也会下降，周边视觉以及眼睛探测阴影中细微变化的能力衰减得尤其厉害。这就是为什么一到傍晚，我们在不平整的地面上行走时就会觉得有点儿困难。此外，服用某些药物也会对身体稳定性和平衡能力造成干扰。实质上，身体平衡能力的下降是受多种控制性因素共同影响的。不过，尽管成因复杂，只要做好平衡训练，我们的身体就会更加强大，应对这种衰退时也能游刃有余。

换句话说，不要错过"身体重置"健身计划中的平衡能力训练。将来的你，一定会感谢现在认真锻炼的自己。

"身体重置"健身计划之所以建议你在每次锻炼时做上几分钟的平衡和拉伸运动，是因为这样你更不容易忘记做。但事实上，平衡练习任何时候都能做，无论是在锻炼前、锻炼后还是锻炼中，因为它们根本不需要热身。在一天中，你想什么时候做都可以，做平衡训练的好处和做其他的训练一样，都能够锻炼身体，强健肌肉和大脑，让自己的身体素质更上一层楼。下面是一些推荐的平衡能力运动。

重心转移运动

双脚分开站立，与髋同宽。保持背部挺直，收紧腹部肌肉。慢慢右倾，将身体重心转移到右脚。全程绷紧腹部，髋部也要保持稳定，不要向身体两侧倾斜。转移重心时，保持不动，静止 30 秒。按照同样的方法将身体重心转移至左脚。

单腿动态平衡运动

扶着一面墙或者桌子的左侧站着，距离大约一英尺远（约 30.5 厘米），

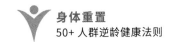

双脚分开，与髋同宽。将身体重心放到右脚上，左腿向前摆动约 45 度左右后回到初始位置，注意不要碰到地板，然后向身体左侧摆动 45 度后回到初始位置，再向后摆动约 45 度，回到初始位置。为了保持身体稳定，脚部可以短暂地碰一下地面。运动时记得扶着墙壁和桌子以保持平衡。现在，换到桌子或者墙壁的右边站着，按照同样的办法摆动右腿。如果你的运动水平有所提高，可以做单腿旋转，单腿站立，另一条腿依次向前、向侧、向后摆动，摆动过程中脚尖不要点地。

原地踏步运动

原地踏步，抬起左膝时将右臂伸直过头，抬起右膝时将左臂伸直过头。

行动步骤第十二条

回想一下，有多少个早晨你醒来后给自己安排了一个模糊的锻炼计划，但是到了晚上都没能完成，于是你满心失落，带着懊悔上床睡觉了。这样的一天，相信很多人都经历过。很多时候，让自己"动起来"恰恰是日常锻炼中最难做到的部分。

不过，我们可以行动起来，战胜惰性，积极锻炼。请在下方横线处列出自己平时逃避运动锻炼的三个理由，然后再写下一些激励自己多多运动的方法，比如找一个健身搭档或者给自己买几套舒适的运动服，也可以像安排会议或午餐一样来安排自己每天的锻炼。你还可以每周跟人打赌，赌自己究竟能做多少次锻炼。

不做运动的理由

_____

_____

_____

激励自己运动的手段

_____

_____

_____

第十三章

"身体重置"计划全面答疑

解答经常困扰你的问题

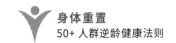
不管是什么瘦身计划，实施过程中多多少少都会遇到一些问题。发现问题，解决问题，不断改进，才能达到预期的瘦身效果。本书能够与读者见面，离不开美国退休人士协会 100 多名员工的贡献，他们是"身体重置"计划的首批试验者。

这批试验者用亲身经历证实了"身体重置"计划的魔力，在为期 12 周的瘦身之旅中，他们平均每人都减掉了 5 磅（约 2.7 千克），其中有三分之一的人减掉了 10 磅（约 4.5 千克）甚至更多。不仅如此，他们在试验过程中还向我们提出了一些问题。面对首批试验者的问题，我们团队不断思考，深入研究，对"身体重置"计划进行了优化升级，让它不仅行之有效，使用起来还简单便捷。

以下是他们提出的一些问题，我们一一作答，还做了额外的补充。手中拿着这本书的你，之后在训练过程中也许会被这些问题所困扰，希望我们的解答能够帮到你，让你在身体重置的路上走得更轻松。

问：你在引言中说尝试的节食方案越多，体重增加的可能性就越大。那么，比起其他的节食方案，"身体重置"饮食方案到底好在哪里呢？为什么说它更安全呢？

答：现在市面上流行的节食计划通常将饮食把控得过于严格，提出各种各样的饮食守则，甚至规定了进食的时间。有些节食计划里没有在日常膳食中安排天然食物，还有些节食计划让我们跳过某一餐不吃，但这样就会阻碍我们正常的生活。此外，这些风靡一时的节食计划还有一个最大的通病，那就是追求快速减重。

快速减重对身体有害无利。在快速减重的过程中，骨骼健康受到威胁，肌肉流失的速度加快，新陈代谢的速度也会放缓，导致未来更容易出现体重反弹。事实上，比起遗传因素，节食因素对体重的影响更大。一项研究将双胞胎群体作为研究对象，一组双胞胎选择节食减肥，另外的双胞胎们减肥时不使用任何节食计划，结果发现，选择节食减肥的双胞胎体重反弹的情况比没有使用节食计划的双胞胎们严重得多。

"身体重置"饮食方案和传统的节食计划有所不同。首先，它并没有一个明确的起止日期，另外，它的目的是帮助你培养健康的饮食习惯，如每餐都要吃蛋白质，注意补充膳食纤维，多吃各类蔬菜等，这都让未来体重反弹的可能性大大减小。此外，它还致力于维持你现有的新陈代谢水平，遏制肌肉流失和增龄性的体重增加——绝大多数人迈过 50 岁的门槛之后，受年龄因素影响，体重每年都会自然增长一到两磅（约 0.5 到 1 千克）。"身体重置"饮食方案所追求的不是短时间内减掉大量体重，而是培养更好的生活习惯，长期守护你的健康，让你随心而动、活力满满。

问："身体重置"饮食方案属于低碳水饮食吗？

答：当然不是。"身体重置"饮食方案强调"多摄入蛋白质"，很多人把它错误地理解成了"少摄入碳水化合物"。其实，很多富含碳水化合物的食物是各种饮食方案的必选，因为它们营养极其丰富，能提供人体需要的维生素、矿物质和膳食纤维。

但是，我们平时摄取的很多碳水化合物都来自精制淀粉类食品，比如

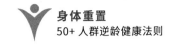
白面包、蛋糕、曲奇饼干、意大利面和各类谷物制品。尽管它们和"身体重置"饮食方案建议摄取的碳水化合物一样都富含淀粉，但是后者的营养成分更加多元化，比如各类谷物、红薯和豆类中还会含有大量的维生素、矿物质和膳食纤维。

如何在膳食中合理安排碳水化合物的摄入？有一条经验法则可供参考，那就是每天所摄取的碳水化合物至少有一半要来自各类天然谷物。也就是说，在每天所食用的 6 到 8 份淀粉类食物中，至少要有 4 份不是精加工的。这一法则让你也有机会享用其他想吃的东西。我们可以给自己设一个 150 至 200 卡的"自由支配"热量，约占每日总共摄入的热量的 10%。这样，在生日宴会、结婚典礼或者重要约会等重要场合，你吃东西的时候就不必顾虑那么多。如果看到一个美味三明治餐包，想吃就吃吧；有人给你端来一块生日蛋糕，你也可以安心吃下去。不过，吃完之后，下一餐记得补充一些高纤维食物平衡一下哦。

问：饮食方案中经常提到"一份"，那么，"一份"的标准分量到底是多少呢？

答：你有没有听过一种说法，叫"分量偏差"？它指的是现如今食物的分量，特别是淀粉类制品（如意大利面、面包）和汽水，比我们父母那辈时的大了很多。美国国立卫生研究院称，上一代人所吃的面包圈平均直径是 3 英寸（约 7.6 厘米），而现在的平均直径则为 6 英寸（约 15.2 厘米）。以前的中包爆米花分量是 5 杯，现在的则是 11 杯。以前一瓶汽水约为 6.5 盎司（约 190 毫升）重，现在的汽水则有 20 盎司（约 585 毫升）重了，足足是从前的两倍之多！

食物分量的改变给我们控制体重带来了一定的困难。比起水果、蔬菜和肉类，我们更可能过量食用的是精加工淀粉类食品和甜食。这些精制食品，不管是咸的、甜的、松软的、有嚼劲的，还是酥脆的，都很受人们青睐，因为它们都属于"安慰食物"，吃了之后心情会很好。而且，由于此类食物造价低廉，营销人员经常会使用增加食物分量的手段，让顾客觉得自己买得物超所值。

不过，餐厅里所提供的"一份"食物通常比标准的"一份"的分量多，所以你吃下去的"一份"食物可能比自己想象得多了许多。奇波特餐厅里一份加了米饭和豆子的碗装墨西哥卷，其中所含的碳水化合物可能有六份之多，其中三份来自玉米薄饼，另外三份来自添加进去的米饭和豆子。随手抓一把软糖，其中就含有一份碳水化合物。

美国疾病控制与预防中心借鉴美国糖尿病协会的图表，制作了一个直观的示意图，告诉你含有一份碳水化合物的食物大概是多少。这个示意图详细展示了"一份"食物的分量，比如一份英国松饼其实指的是半块松饼；一份烤土豆指的是 3 盎司（约 85 克），或者约四分之一个大土豆；一份麦片指的是四分之一杯麦片；一份烤薯片约为八片。

问："身体重置"饮食方案建议早餐至少摄入 25 克蛋白质，这个目标太高了。而且医生还让我不要每天都吃鸡蛋。我要怎么吃才能达到目标呢？

答：一个鸡蛋里约含 6 克蛋白质，所以，要是觉得自己很难完成每餐 25 克蛋白质的目标，鸡蛋会是你的不二之选。不过，既然你的医生让你不要每天都吃鸡蛋，那可以用其他的食物代替，比如在早餐中加点坚果。

以下是一些可以帮你补充蛋白质的美味早餐建议：

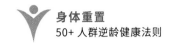

- 一杯白软干酪（约含 25 克蛋白质）

- 乳清蛋白果昔（添加一勺蛋白粉，含有 20 克或者 20 克以上的蛋白质）

- 一杯牛奶（约含 8 克蛋白质）中加入两小包即食燕麦片（约含 8 克蛋白质），再加一盎司（约 28.3 克）杏仁碎（约含 5 克蛋白质）

- 半个全麦硬面包圈（约含 5 克蛋白质），三盎司（约 85 克）熏鲑鱼（约含 13 克蛋白质），两汤匙奶油奶酪（约含 2 克蛋白质），一盎司（约 28.3 克）南瓜子（约含 5 克蛋白质）

- 一杯原味希腊酸奶（约含 20 克蛋白质），两汤匙亚麻籽（约含 3 克蛋白质），四分之一杯混合坚果（约含 6 克蛋白质）和莓果

- 早餐墨西哥卷，主要配料为四分之三杯碎豆腐（约含 15 克蛋白质），碎豆腐的蛋白质含量可与鸡蛋媲美，一盎司（约 28.3 克）奶酪（约含 5 克蛋白质），半杯黑豆（约含 4.5 克蛋白质），用一张玉米薄饼卷起来

- 两片全麦面包（约含 8 克蛋白质）中间抹两汤匙花生酱（约含 7 克蛋白质），加一根切成片的香蕉（约含 1.5 克蛋白质），一杯牛奶（约含 8 克蛋白质）

问："身体重置"饮食方案建议一天摄入 25 至 30 克的膳食纤维，感觉太多了。我不想为了这个目标每餐狂吃沙拉，那么我该怎么吃呢？

答：首先我想申明一点，要想补充膳食纤维，并不是只有狂吃蔬菜沙拉这一个办法。很多人吃了一份蔬菜沙拉，就觉得自己一下摄入了好多膳食纤维，可是实际上，一杯生菜所提供的膳食纤维仅仅只有 2 克而已。如何摄入足够的膳食纤维？秘诀就是在多吃水果和蔬菜的同时，还要尽可能地多吃各类谷物、豆类、坚果和其他植物性食物。每餐要获取 5 克及以上的膳食纤维，剩下的用零食来补充，一份零食中所含的膳食纤维至少要达到 2 克。以下是一些能为身体补充膳食纤维的食物。

● 早餐：用两片全麦吐司（膳食纤维含量为 3.8 克）代替两片白吐司（膳食纤维含量为 1.4 克）；用四分之一个牛油果（膳食纤维含量为 3.4 克）代替黄油（膳食纤维含量为 0 克）

● 零食：来一点儿奶酪，把配奶酪的五块苏打饼干（膳食纤维含量为 1 克）换成一个苹果（膳食纤维含量为 4.4 克）；放下能量棒（膳食纤维含量为 1.3 克），喝点酸奶，加四分之三杯蓝莓（膳食纤维含量为 2.7 克）

● 午餐：用扁豆汤（膳食纤维含量为 6 克）替换鸡肉汤（膳食纤维含量为 1.5 克）；把含量为一盎司（约 28.3 克）的薯片（膳食纤维含量为 1.2 克）换成三分之一杯干烤花生（膳食纤维含量为 4 克）

● 晚餐：把半杯白米饭（膳食纤维含量为 0.7 克）换成半杯糙米饭（膳食纤维含量为 2 克）

总计：从常吃的食物中只能获取 7.1 克膳食纤维，但是用推荐食物进行替换后，这一天所获取的膳食纤维升到了 26.3 克。

问：推荐食用蛋白质补充剂吗？如果是，我应该购买什么样的蛋白质补充剂呢？

答：如果你有需要，可以考虑买一些乳清蛋白补充剂。在营养学家的眼中，乳清蛋白是当之无愧的蛋白质之王，尤其适合我们这些迈过了 50 岁门槛的人。

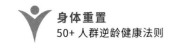

人们制作奶酪时从牛奶中分离出来不用的部分就是乳清。在一项小型研究中，研究人员将年龄在 65 到 80 岁的 16 名男性和 15 名女性作为研究对象，将他们分为两组，两组摄入同等分量的蛋白质，一组为乳清蛋白组，另一组则为胶原肽组（胶原肽是也是一种蛋白质）。两周实验结束后，研究人员发现乳清蛋白组的受试者肌肉力量恢复的速度比另一组快了很多。

在自己常喝的杏仁奶或者牛奶中添上几勺乳清蛋白粉，就能得到一杯低热量高蛋白的健康饮品。也可以将乳清蛋白粉撒进酸奶果昔或者普通果昔里，让它变得更加浓稠美味，在早餐麦片里放一点也相当不错。

问：我知道按照"身体重置"饮食方案安排膳食，就能摄入足量的蛋白质和膳食纤维。但是我感觉吃下去的东西太多了，这样真的能瘦身吗？

答：首先我想再次强调一遍，"身体重置"计划并不是一种单一的减重计划，它首要关注的问题是随着年龄增长而出现的体重增加和肌肉流失，目标是守护我们中老年群体，让我们体力充沛、身体康健、活动自如。为了实现这些目标，"身体重置"饮食方案在一日三餐中安排了很多富含膳食纤维和蛋白质的食物，这些食物饱腹感极强，因此，你感觉自己吃得很饱是正常的。"身体重置"计划的首批试验者也反映过这种情况，但是实际上，他们的体重却不增反降。

其实，每个人的身体不一样，进食的需求也有所区别。有些人需要尽可能多吃，有些人适合少吃。如果你想减少食量，或者比较追求减重的效率，可以从富含淀粉的食物着手，控制一下分量。首先记录一下近几天所吃的富含碳水化合物的食物，弄明白自己到底要吃多少最合适。举个例子，你平时习惯吃一碗米饭，现在可以换成三分之二碗试试，看看这样吃自己会不会饿。虽然这种调整不大，但是最终取得的效果会是相当惊人的。这一小小的调整能让每天摄入的热量减少60到100卡，足以实现减重的目标。

每天所摄取的碳水化合物至少有一半要来自高纤维的天然谷物，比如糙米、红薯、燕麦和各种豆子。如果你想"控碳"，不要把各类天然谷物作为目标，而要少吃富含精制碳水的加工食品。此外，为了保证获取足量的膳食纤维，还要多吃各类蔬菜，比如绿叶蔬菜、西蓝花和花菜等等，这些蔬菜不含淀粉，营养还十分丰富。

如果你的体重确实有所增加，那么问题可能出在过量摄入脂肪上。"身体重置"饮食方案推荐食用的橄榄油、牛油果、各类坚果及坚果酱属于健康油脂，但是它们的脂肪含量相当之高。在一日三餐的饮食中，注意把握好油脂的分量，准备零食时也是一样。

问：我有时候吃东西不用大脑思考，会把身边能找到的食物全吃了。我感觉这种进食就是本能性的，请问我该怎么克服呢？

答：你可能听说过"无意识进食"这种说法。电影才看到一半，手边的爆米花桶就见底了，这就属于无意识进食。很多人一天到晚都在进食，手边一有零食就拿起来吃，嘴巴就没停过。有时候，哪怕肚子已经饱了，还要再点一大盘自己想吃的。人们吃饭，不光是因为肚子饿，还因为进食这一行为能够舒缓精神、释放情绪、愉悦心情。

那么，该怎么克服无意识进食的习惯呢？有一种叫正念的冥想方法或许可以帮到你。将正念思想带到饮食习惯中，就能避免因无意识进食而带来的热量堆积。在吃饭的时候，可以做三种正念练习。

第一，伸手拿食物之前，先问问自己是不是真的饿了。最好只在饿了

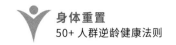
的时候吃东西。以下是饥饿感分级情况，你可以参照其中的标准：

1. 感觉快要饿死了，身体虚弱，头晕目眩

2. 肚子非常饿，情绪有些焦躁不安，体力不支，胃部发出持续的咕噜声

3. 肚子很饿，胃部发出轻微的咕噜声

4. 出现一点点饥饿感

5. 感觉状态不错，没有什么饥饿感，也没有饱腹感

6. 肚子吃得有点儿饱，感觉心满意足

7. 吃得有点儿多，肚子胀得轻微不适

8. 感觉胃部被填满了

9. 吃得太多，不适感很强，胃部疼痛

10. 吃撑了，胀得有点儿想吐

如果在自己非常饿的时候（比如第 1 种和第 2 种情况）进食，那么很有可能会吃撑（即第 9 种和第 10 种情况）。如果在饥饿感处于中等水平（即第 3 种和第 4 种情况）的时候进食，那么你吃得差不多饱时（比如第 7 种和第 8 种情况）就会放下筷子。吃饭的时候饥饿感消失，就意味着你吃得差不多了。要留心身体发出的这种信号，只要肚子感觉不饿，就不要再吃了。

第二，学会真正地品尝食物。每一口都要细细品味，品味食物的口感、味道、浓淡和香气，细细咀嚼，慢慢吞进肚里之后再咬下第二口。工作劳碌，我们吃饭时要么在工位上匆忙糊弄一餐，要么就对着手机或者电脑的屏幕，在这种情况下，我们的注意力往往被其他事情吸引走了，没办法专心吃饭。而当我们真正坐到餐桌前品尝食物时，不仅能体会到食物的美味，

吃下去的食物也会有所减少。

第三，把食物在餐盘里摆好再吃。吃正餐或者吃零食时，最好不要从装食物的容器或者包装袋里直接拿出来就吃，这样把控不好分量。把要吃的食物放到一个餐盘里，能直观地看到自己吃了什么、吃了多少，不够的话还可以给自己再来一份！

问：我很喜欢记录自己每餐吃了什么，这样能确定自己吃的食物都是该吃的。你对此有什么建议吗？

答：这个习惯非常好，继续保持。你可以使用一些在线工具做记录，手机上也有一些应用提供类似服务，可以在应用商店里选个评分较高、评价较好的。如果你喜欢传统的纸笔记录，可以下载食物记录表打印出来，填写时也比较方便。

问："身体重置"饮食方案建议每天食用两到三份乳制品。那么乳糖不耐受的人，以及买不到乳制品的人该吃什么作为替代呢？

答：乳制品中含有丰富的蛋白质和钙质，这两种重要的营养素对于维持肌肉、保护骨骼至关重要，因此建议大家要多食用乳制品。虽然我们能够轻松从其他食物中获取足量的蛋白质，但是其他食物中所含的钙质很难与乳制品相媲美。51 至 70 岁的男性每天需要摄取 1000 毫克的钙质，到了 70 岁以上，要提高到每天 1200 毫克；50 岁以上的女性每天则需摄取 1200 毫克的钙质。钙质不仅有助于保护肌肉和骨骼健康，还能调节血压。此外，乳制品中富含亮氨酸，能促进体内蛋白质合成。

如果你乳糖不耐受，可以选一些好消化的乳制品，比如酸奶。还可以

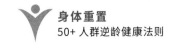
选择 0 乳糖的乳制品，或者买一点儿乳糖酶片帮助肠道菌群消化传统乳制品里的乳糖。要是你一点儿乳制品都不能碰，下面提供了一些替代品：

- 罐装沙丁鱼或带骨三文鱼
- 黄豆及黄豆制品，如用石膏（主要成分为硫酸钙）点的豆腐，大豆酸奶和豆豉
- 绿叶甘蓝、芜菁甘蓝、芥菜、牡丹菜和白菜
- 经过钙强化的果汁、麦片、面包、大米乳和杏仁乳
- 奇亚籽和芝麻籽
- 杏仁

最好从食物中获取身体所需的绝大部分钙质，不过，为了保证摄入量，也可以考虑吃点儿补剂，购买前请咨询医师。

问：书中多次强调要远离预制的精加工食品，但是，自己采购食材做一餐饭和使用预制食品做一顿饭真的有多大区别吗？

答：这个问题很有意思，我们看一项研究就知道了。最近的一项小型研究将受试者分为两组，让他们自己安排饮食，第一阶段，一组使用未经加工的食品（如各种水果和蔬菜、瘦肉以及各类谷物），另一组则使用精加工的食品（烘烤类的点心面包、腌肉和各种零食）。两组虽然使用不同的食材，但是两组食材的热量、蛋白质含量、碳水化合物含量是一样的，而且，两组受试者想吃多少就吃多少。过了 14 天后进入第二阶段，将两组受试者的饮食对调。

研究结果显示，在实验的第一阶段，精加工食品组受试者每天平均摄入的热量比天然食品组的受试者多了 500 卡，平均体重还增长了 2 磅（约

0.9 千克），不过，进入第二阶段后，他们又瘦回去了。

问：我不太喜欢做饭，对我来说，在厨房待着的时间越短越好。请问有什么提前处理好食材的方法吗？

答：要想轻松实现健康饮食，提前把食材处理好是最简单有效的方法之一。只需在周末休息时花上两三个小时，就能把下周需要用到的几乎所有食材准备好。要是你工作时习惯自带午饭，提前处理好食材能让自己轻松很多。

那么，如何预先处理食材呢？

首先，从各类谷物开始。将藜麦、糙米或者全麦意大利面煮熟后放进冰箱冷冻保存，这些就是下一周正餐的主食啦。还可以煮点儿豆子或者扁豆，加点儿香料，煮熟后冷藏起来。要吃的时候舀出几勺浇在主食上，放进微波炉热一下就可以吃了。

第二步，处理蔬菜。用烤箱烤一些蔬菜，如花菜、西蓝花和红薯，撒上橄榄油、海盐、新鲜的百里香或者迷迭香。烤好后也可以放进冰箱冷藏，下周想吃的时候拿出来热一下。

第三步，准备肉类。用烤架或者炉子烤一些鸡胸肉，鸡胸肉可以补充蛋白质，加热起来很容易，和其他食物搭配着吃也相当美味。要是你的准备时间比较充足，也可以煎一些鱼肉，或者煎几块牛排。

此外，记得买些新鲜水果，买些自己爱吃的乳制品，比如奶酪、酸奶、白软干酪和牛奶，确保自己随时都能吃上一点儿。

最后，可以在超市或者商店里买一些方便健康的调味品。吃自己提前准备好的食物时可以不加额外的调味品，也可以加一点儿换换口味。

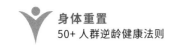

超市里有很多美味的酱料，罐装的、瓶装的，应有尽有，比如烧烤酱、莎莎酱、番茄酱、香蒜酱等。可以多尝试一些新口味，看看哪个适合自己的口味。

问：我心情不好的时候，就会暴饮暴食，但是一暴饮暴食，身体就会不舒服，精神状态也欠佳，搞得我心情更不好，陷入了一个恶性循环。我该怎么改变这一局面呢？

答：面对不良情绪，每个人的处理方式都不一样。但是很多时候，我们处理的方式往往不利于身体健康，情绪化饮食就是其中一种，而且它特别不好处理。这是因为我们现在所生活的社会有着这样一种风气，要吃什么就立刻吃，吃了心情就好了。最近的一项研究提出了几个方法，能够帮助我们消除对食物的过分渴望和依赖：

找人谈谈，排解情绪。如果你因为情绪不佳，想要大吃特吃，可以先找个信任的人，向他诉说，分享此时此刻的感受，他不会对你的做法品头论足，反而能帮助你舒缓下来。如果谈完话感觉自己还是想吃东西，那就去吃。

通过运动释放情绪。2015 年，研究人员将爱吃甜食的超重群体作为研究对象，开展了一项小型研究，结果显示，做上短短 15 分钟中等强度的锻炼（研究采用的锻炼方式是快走），就会大大降低受试者们对于甜食的渴望。

多喝水。我们经常会误把口渴的感觉当成饥饿感。如果你现在很想吃点儿东西，可以先喝一大杯水，如果饥饿感在几分钟之内消失，那就说明你刚刚只是有点儿渴。

问：我老公有心脏病，医生建议他最好坚持植物性饮食。那么，在肉类摄入量减少的情况下，我该怎么做才能保证每天摄入足量的蛋白质呢？

答：植物性饮食这一概念涵盖的范围比较广。大多数时候，植物性饮食指的是以水果、蔬菜和谷物为主，辅以少量的肉蛋奶等动物产品的饮食。植物性饮食也可以指蛋奶素食或者纯素食。不过，不管医生建议你丈夫采用哪种类型的植物性饮食，"身体重置"饮食方案都有补充蛋白质的对策。

如果必须坚持纯素食，那就要合理搭配不同的食物，确保自己摄入足量营养元素完整的蛋白质，这样体内肌肉才不会出现流失。藜麦、大豆（毛豆、豆腐和豆豉）、麦麸、荞麦（可以用来做煎饼）、南瓜子和谷物面包等食物中所含的蛋白质营养元素较为完整，平时可以多吃一点儿。

此外，还有一个实用的经验法则，那就是将各类全麦谷物及其制品（如糙米、全麦面包和燕麦）与豆科植物、坚果和种子（比如各色豆子、扁豆、花生酱等坚果酱、奇亚籽和葵花籽）混合在一起食用。举个例子，在煮好的意大利面上放一些富含蛋白质的食物，比如豌豆、核桃或者烤过的松仁，就是十分营养的一餐。也可以直接食用以豆类（如鹰嘴豆和大豆）为原料制成的意大利面，比起普通意大利面，它们的蛋白质含量更高，味道也更好。还可以将谷物和豆科植物放在一起烹煮，如煮米饭时加上一点儿红豆。

最后，我建议你试试植物蛋白粉。用植物蛋白粉替代牛奶，加上半根香蕉和一些冷冻的莓果，就可以制作出一份美味的蛋白质果昔。想要确保自己摄入的蛋白质是营养元素完整的，那就要尽可能地摄取不同类型的植物蛋白质，而非大量摄入某一种单一的植物蛋白质。选择植物蛋白质的过程中，尤其要注意它是否含有亮氨酸。亮氨酸能够促进肌肉的生长，但是

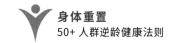

很多植物蛋白质中是不含亮氨酸的。至于如何购买植物蛋白粉，线上线下都有很多渠道，请自行挑选。

问：这五周里我减掉了 3 磅（约 1.4 千克），尽管不是很多，但我现在感觉自己状态好极了，人轻盈起来了，浑身是劲，心情也很好。这是"身体重置"计划的额外作用吗？

答：是的，"身体重置"计划还有一个潜在的好处，那就是让你心情愉快，特别是在你运动水平进阶了之后。许多研究一致表明，多锻炼会让人更加乐观向上。

此外，"身体重置"饮食方案中重点强调的几种营养素也能让我们的心情更加明朗愉快。比如叶酸这种 B 族维生素，它多见于豆科植物和绿叶蔬菜中，能够促进身体分泌"幸福激素"血清素。研究发现抑郁症患者体内就是缺乏这种激素。此外，研究还显示，饮食中鱼类占比较高的地区，居民们患抑郁症的可能性较低，研究人员认为这可能是鱼肉中丰富的欧米伽 -3 脂肪酸起的作用，因此他们推测欧米伽 -3 脂肪酸可能有助于治疗情感性疾病。富含欧米伽 -3 脂肪酸的食物还有亚麻籽、辣椒籽和核桃等。

心情之所以会变好，不仅仅是因为你按照"身体重置"饮食方案的安排吃了很多有益于改善情绪的食物，还因为你远离了一些不该吃的食物。经常光顾快餐店吃各种炸物的人，体内欧米伽 -6 脂肪酸的水平很高，欧米伽 -6 脂肪酸主要存在于用于油炸的植物油中。如果体内欧米伽 -6 脂肪酸相比欧米伽 -3 有所升高，患抑郁症的风险也会增加。2017 年的一项研究发现，过量摄入糖分也会让人更容易患上抑郁症。

想要拥有更好的心情吗？那就多多外出运动吧！一项研究显示，在公园里活动 20 分钟，有助于提高生活的幸福感。

问：我不怎么喜欢吃水果和蔬菜，只吃胡萝卜、橙子和苹果，我能获取身体所需的维生素和矿物质吗？

答：这个问题要视情况而定。你可以先问问自己，是否摄入了足够的多酚、足够的花青素和柠檬苦素？

我们强调要多吃水果和蔬菜，因为它富含维生素和矿物质。不过，除了维生素和矿物质，水果蔬菜中所含的成千上万种植物性营养素对身体也至关重要。植物性营养素能够抑制炎症、消灭有害菌群和预防各种重大疾病（如癌症、糖尿病和心脏病）。

每种植物性食物都含有独特的植物性营养素。如果平时只吃几种水果或者蔬菜，哪怕是以营养丰富著称的橙子和胡萝卜，我们身体所获取的植物性营养素也是相当有限的。因此，我建议你下次出门购物时，可以挑一种自己平时不太吃的水果或者蔬菜尝试一下。你吃过洋姜、酸叶草、西洋菜心、甜菜或者黑眼豌豆吗？没试过的话下次买一点儿吧。还可以尝试一些进口的水果，比如番石榴、番荔枝、刺角瓜或者金橘。你可以把自己新尝试的所有水果和蔬菜按照喜爱程度排序，选出比较喜欢的替代自己平时常吃的水果和蔬菜。

问：由于工作原因，我经常久坐。我知道久坐对身体不好，所以一周去几次健身房，能步行就尽量步行。请问这样的安排可以吗？

答：你做得很好，要是每隔一个小时从椅子上站起来活动活动就更好了。经常步行，辅以常规运动，腿部的大块肌肉得到锻炼，就能让你一直

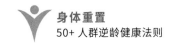

活动自如，这是非常不错的，如果使用"身体重置"健身计划里推荐的训练，效果更佳。而且，你可能不知道，每次从椅子上站起来，肌肉收缩时，身体就会分泌一种名叫肌细胞因子的肽类物质，肌细胞因子进入血液后能够舒缓体内炎症。动得越多，肌肉释放的肌细胞因子就越多，身体对抗疾病的能力也会随之提高。

所以，为了保护身体健康，除了要多做体育锻炼之外，最好还要避免久坐。不管你的工作有多紧张，在座位上坐着的时间不要超过一个小时，隔一阵子就站起来走动一下。以下几个小建议能够帮你远离久坐。

● 接电话时尽量站着。这样，你不仅可以站起来四处走动，而且你接电话的效果也会更好。许多成功的商人接电话时都习惯站着，这样气势更足、气场也更强。你也可以试试!

● 使用站立式办公桌。著名小说家海明威就是站着写出自己最伟大的作品的，可以效仿他，相信站立办公也能给你带来新的灵感。

● 不能离开办公室怎么办? 别担心，当你需要和同事交付任务时，不要发邮件，直接走过去找他。

● 需要打很长时间的电话怎么办? 不着急，可以开启免提，或者戴上耳机，这样你就能时不时站起来活动一下。

● 定时做一做拉伸运动和强化练习。在桌子底下放一个拉力带，有空做做锻炼。双脚分开，站在拉力带中间，双手握住拉力带的两端。弯曲手肘，将双手举向肩部。双脚分得越开，所感受到的阻力就越大，效果就越好。

第十四章

"身体重置"家庭食谱

美味正餐、可口零食，自己在家就能做

想要吃得更健康更营养，并尽可能少摄入多余热量，方法有很多。而自己在家做饭正是其中最简单方便、行之有效的一个方法。

与其为了减少热量摄入不吃或者少吃，不如多吃营养丰富的食物，这一点本书反复强调过很多遍。至于吃什么食物、怎么吃，这应该由我们自己决定，而不是跑到连锁餐厅，让餐厅里的厨师替你安排。自己做饭，用什么原料你自己都一清二楚，但是外出吃饭就不一定了。

外出就餐时，我们所吃的食物往往是高油高盐的，而且餐馆里使用的油还存在饱和脂肪含量过高的问题。自己在家做饭，不仅可以避免这些问题，还能自然而然地减少多余热量的摄入。根据美国伊利诺伊大学的一项研究，一日三餐每天自己在家做饭吃，比起外出就餐，总共摄入的热量少了 200 卡。如果每天能少摄入 200 卡热量，阻止增龄性体重增长就不再是那么难以企及的目标。另一项研究发现，我们在家吃饭时，不论是否有意控制体重，所摄入的多余热量都比外出就餐时少。

那么，在家吃饭怎么才能吃好呢？

不用担心，"身体重置"计划来帮您。在本章中，我们按照"身体重置"饮食方案的营养建议，为您设计安排了各种各样的食谱。按照这些食谱自己在家做饭，可以轻松满足身体的营养需求，最大限度地减少多余热量摄入，同时还能够获取足量的蛋白质和膳食纤维，以及各种维生素、矿物质和植物性营养素。"身体重置"计划所提供的食谱涵盖一日三餐以及零食。有些需要开火动灶，有的则不需要。此外，早餐食谱中还含有美味的高蛋白果昔或者奶昔。正餐的食谱包括各种主菜、副餐、沙拉和汤品。面向热爱烹饪、对美食有所追求的人，"身体重置"食谱中还有一些调味汁和酱料的配方。

绝大部分食谱都很容易转成素食版，只需将肉类换成豆腐、豆豉等富含植物蛋白的食物即可。如果你对乳糖或者麸质过敏，也可以把敏感性食物替换掉。不过，如果膳食中一点儿动物产品或者乳制品都没有，那你要格外注意了，切记要相应地在日常饮食中增加富含蛋白质的食物，尤其是富含亮氨酸的，比如豆腐之类的大豆制品，以及菜豆、豆瓣菜、菠菜和芜菁等蔬菜。此外，在保健食品商店可以买到的螺旋藻中，亮氨酸含量也极高。当然，按照"身体重置"计划减重瘦身，也不一定非得使用本章中所提供的食谱。

正如第九章中所论述的，哪怕每天都吃快餐，只要科学选择，也照样能满足身体的营养需求。但是，自己在家做饭，想吃什么就做什么，这种感觉不也非常棒吗？

关于营养方面，最后我再补充几点：

本章食谱的热量及营养成分都经过专业营养分析软件分析，但是具体的营养成分数值会因烹饪方式、原料品牌和分量不同而产生细微差异。

食谱中呈现的原料有可替代选择时，营养数值基于第一种原料计算。比如，"杏仁片或松仁"，营养数值基于杏仁片计算；"鸡肉汤或蔬菜汤"，营养数值基于鸡肉汤计算。

一汤匙蛋白粉中约含 20 克蛋白质，此数值以动物蛋白粉为基准计算。如使用植物蛋白粉，亮氨酸和维生素 B_{12} 的含量会有所改变。

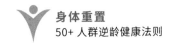
活力早餐，开启元气满满的一天

俗话说，一日之计在于晨。早餐是一天中最重要的一餐，但是绝大多数人都没有吃对。要么买杯咖啡配甜甜圈，要么买杯卡布奇诺配羊角面包，因为觉得这种搭配不仅好吃，还很省事。然而，这样的早餐蛋白质含量过低，无法起到维持肌肉、消除脂肪的效果。此外，其中所含的膳食纤维含量也很低，饱腹感差，还不利于身体对抗疾病。有些人早餐吃燕麦片时会撒上一点蓝莓，觉得自己吃得相当健康，其实不然，这样依然没有摄取到足够多的蛋白质。请牢记一点，如果早餐的蛋白质摄入量不足，那么接下来的一整天，肌肉都将面临流失的风险。

本章所推荐的早餐食谱，每份都至少含有 25 至 30 克的蛋白质，以及 5 克膳食纤维。虽然"身体重置"计划并不是那种需要严格计算每一餐热量的饮食方案，但是给出一个参考数值还是非常有必要的。女性早餐中所摄取的热量应为 350 至 450 卡，男性则为 500 至 550 卡。这个数值是粗略估计的，仅供参考。你可以根据自己的需要，对摄入的蛋白质含量和热量进行相应的调整。

才起床就要开火做饭，这听起来有一点儿不近人情。考虑到这一点，我们优先给出几分钟就能快速搞定的免煮早餐食谱。

免煮早餐，轻松搞定

我知道，对很多人来说，早起做饭是一个挑战。我都能猜到你翻到这一页时嘴里在抱怨自己实在腾不出时间做早餐。没关系，试试下面这些免煮早餐的食谱，它们既简单又方便，一两分钟就能搞定。

📖 **华夫饼配白软干酪**（蛋奶素食者适用）

要是你觉得瘦身就要对华夫饼敬而远之，那你就错了！一块冷冻全麦华夫饼的热量只相当于一片面包，挑全麦华夫饼吃就对了。

本食谱所提供的分量为一人份。

主要食材：全麦华夫饼一片，含脂量为 1% 的白软干酪四分之三杯，覆盆子一杯，杏仁十颗，亚麻籽（磨碎）一汤匙。

做法：1. 按照华夫饼包装上的指示加热；

2. 将白软干酪、覆盆子、杏仁和亚麻籽放在华夫饼上。

营养成分及其含量：蛋白质含量 29 克，脂肪含量 14 克，碳水化合物含量 36 克，膳食纤维含量 10 克，钙含量 307 毫克，钾含量 484 毫克，钠含量 880 毫克，维生素 B_{12} 含量 1.37 微克，亮氨酸含量 2.12 克，维生素 C 含量 32 毫克，总热量 372 卡。

方便健康的燕麦片

燕麦片是健康早餐中的常客，但是，早上光吃燕麦片的话很难达到早餐的蛋白质目标。为了解决这个问题，让你尽可能从燕麦片中获取到足够的营养，我们对配料、分量和烹饪方式（比如把煮燕麦片的水换成牛奶）进行了调整，这样你就能摄取足够的蛋白质。

📖 **燕麦片配蓝莓、杏仁** 助你强健肌肉（麸质过敏者、蛋奶素食者适用）

本配方遵循传统的烹饪方式，用水煮燕麦片。不过，通过添加少量的蛋白粉，蛋白质含量会有所提高。

本食谱所提供的分量为一人份。

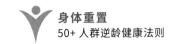

主要食材：水半杯，燕麦片半杯，蛋白粉半勺，蓝莓一杯，杏仁片两汤匙。

做法：1. 小锅中倒水，中火煮沸后加入燕麦片；

2. 一边煮一边不停地搅拌，煮 5 分钟左右，直到燕麦片吸走锅中大部分的水；

3. 放入蛋白粉，搅拌均匀；

4. 将蓝莓、杏仁放在煮好的麦片上。

营养成分及其含量：蛋白质含量 31 克，脂肪含量 23 克，碳水化合物含量 54 克，膳食纤维含量 11 克，钙含量 134 毫克，钾含量 422 毫克，钠含量 28 毫克，维生素 B_{12} 含量 0.38 微克，亮氨酸含量 0.22 克，维生素 C 含量 14 毫克，总热量 529 卡。

营养贴士：燕麦片中的葡聚糖被誉为"血管清道夫"，它是一种可溶性膳食纤维，能够降低"坏胆固醇"（即低密度脂蛋白）水平和总胆固醇水平，对糖尿病患者尤其有效。

烹饪秘籍：煮燕麦粥时，如果水加少了，粥会变得很浓稠，同时蛋白质也会有所损失。所以煮燕麦时多加一点儿水或者牛奶为宜。此外，使用不同的配料会有不同的风味，请尽情尝试吧。

能量满满的蛋白质果昔

一台料理机的用处很多，只需短短几十秒，就能用料理机做上一杯可口的蛋白质饮料，这种饮料兼具甜品般的风味和极高的营养价值，可以为你的身体高效赋能。蛋白质果昔很适合作为早餐，因为它做起来快，方便省事，当然，在其他时候吃也可以。

我们通常使用希腊酸奶或者乳清蛋白粉作为蛋白质奶昔的基底。如果你平时吃素，可以用植物蛋白粉或者各种植物奶代替。推荐你使用豆奶，因为豆奶中的亮氨酸含量比其他植物奶要高很多。也可以使用豌豆乳，豌豆乳中所含的氨基酸类型较为完整，研究发现，在肌肉合成方面，豌豆乳的效果可与乳清蛋白制品相媲美。

做蛋白质果昔时，第一步最好先把液体配料倒进料理机，这样能混合得更快。然后把其他配料也放进去，搅打一分钟左右直至果昔变得顺滑。再酌情添加适量的水或者冰块，冷冻好的水果可以作为冰块的代替品。你可以按照自己的喜好调整浓稠度和温度，加水会让果昔的质地变稀，加冰或者冷冻水果则可以让果昔变得浓稠。对水果进行冷冻前，最好预先处理一下，香蕉之类的带皮水果在冷冻之前最好先剥皮，不然冻住后，皮会硬得像防弹衣一样。也可以将水果切片之后再冷冻，如果你是把水果整个放进冰箱冷冻的，那拿出来切之前最好先用热水烫一下刀。

📖 橙子蛋白质果昔（麸质过敏者、蛋奶素食者适用）

燥热的夏日早晨，喝上一杯橙子蛋白质果昔，柑橘的清香能让人精神振奋一整天。

本食谱所提供的分量为一人份。

主要食材：水半杯，橙汁三汤匙，低脂原味希腊酸奶一杯，冷冻桃子半杯，新鲜或冷冻香蕉半根，亚麻籽（磨碎）两汤匙，香草味蛋白粉一勺，冰块适量。

做法：将所有的食材放入料理机中，搅打至顺滑。

营养成分及其含量：蛋白质含量 36 克，脂肪含量 13 克，碳水化合物

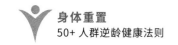

含量 45 克，膳食纤维含量 8 克，钙含量 325 毫克，钾含量 918 毫克，钠含量 177 毫克，维生素 B$_{12}$ 含量 1.18 微克，亮氨酸含量 1.4 克，维生素 C 含量 114 毫克，总热量 422 卡。

📖 丝滑蛋白质果昔碗（麸质过敏者、乳糖不耐受者、蛋奶素食者和纯素食者适用）

豆腐中蛋白质含量极高，半杯豆腐中就含有 10 克蛋白质。在蛋白质果昔中加入豆腐，能让果昔拥有奶油般的质地，尝起来像奶昔。而加入冻好的香蕉后，果昔就会变得像冰激凌一样丝滑。冻香蕉时选择成熟发黄的香蕉为佳，带点儿斑点的也不错，都能给果昔增加甜味。

如果你不怎么喜欢太浓稠的蛋白质果昔，比起用勺子舀起来吃，更喜欢直接喝，那么可以多加一些植物奶，加到四分之三杯或者一杯。想加入各种莓果的话，既可以放在果昔上面，也可以放进料理机一起搅打。

本食谱所提供的分量为一人份。

果昔底食材：无糖香草味杏仁乳半杯（可用其他植物奶代替），豆腐半杯或四盎司（约 113.4 克），杏仁酱一汤匙，冷冻切片香蕉一根，无糖纯可可粉一勺（可不添加）。

上层配料：冷冻莓果（覆盆子和蓝莓）半杯（食用前需解冻）

做法：1. 制作果昔底时，将所有的食材放入料理机中混合搅打。启动料理机时先使用低速模式，再慢慢把速度调高，直至所有所有食材被搅打至顺滑。为了让搅打过程更流畅，可能需要暂停几次，用刮刀清理一下料理机杯壁和杯底。如果料理机搅打不动食材，往食材中再添加一些牛奶会有所帮助。

2. 将果昔倒入碗中，放上莓果作为装饰。

营养成分及其含量：蛋白质含量 26 克，脂肪含量 31 克，碳水化合物含量 42 克，膳食纤维含量 11 克，钙含量 465 毫克，钾含量 876 毫克，钠含量 136 毫克，亮氨酸含量 0.37 克，维生素 C 含量 19 毫克，总热量 507 卡。

走进厨房做早餐吧

不管是在干劲满满的工作日，还是在愉快放松的周末时光，都可以使用这些早餐食谱。动动手，就能横扫饥饿、补充营养，还能带来舌尖上的享受。

📖 **时蔬鸡蛋饭**（麸质过敏者、蛋奶素食者适用）

这份食谱风格简洁硬朗，在家里很容易做。

本食谱所提供的分量为一人份。

主要食材：食用油，盐和黑胡椒适量，菠菜一杯，白洋葱碎四分之一杯，煮熟的糙米饭三分之一杯（按照包装上的方法烹煮），白煮蛋三个（切成两半），牛油果四分之一个（切碎）。

做法：1. 在不粘锅或者煎锅里喷上少许食用油，放入菠菜和洋葱碎，中火翻炒，加适量盐和黑胡椒调味；

2. 将煮好的糙米饭盛入碗中，把炒好的蔬菜、白煮蛋和牛油果碎放在上面。

营养成分及其含量：蛋白质含量 25 克，脂肪含量 21 克，碳水化合物含量 55 克，膳食纤维含量 7 克，钙含量 108 毫克，钾含量 624 毫克，钠含量 207 毫克，维生素 B_{12} 含量 1.47 微克，亮氨酸含量 0.08 克，维生素 C

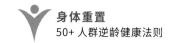

含量 16 毫克, 总热量 483 卡。

烹饪秘籍: 洋葱中所含的硫化物刺激性极强, 切洋葱时很容易流眼泪。有两个办法可以避免出现这种情况, 一种方法是在自来水冲刷下切洋葱, 另一种方法是切之前先把洋葱冷冻一下。

主菜食谱: 为你带来丰盛的午餐和晚餐

前面的章节曾经提到过一日三餐要怎么分配营养, 每一餐, 我们都要补充足够的营养, 摄取适当的热量。大多数人可能习惯于午餐草草对付几口, 但又在晚餐安排大鱼大肉, 摄取过量蛋白质, 这样会给身体带来负担。因此, 本部分的主菜食谱并未对午餐和晚餐的食物做出明确区分, 对两餐的安排是差不多的。(理想状态下, 午餐最好稍微多吃一点儿, 晚餐略微减少一点儿, 身体在白天更易消耗热量。)

这一部分的食谱都是按照完整的一餐来设计的, 能满足你所有的营养需求, 还会至少为你补充 25 至 30 克的蛋白质和 5 克膳食纤维。我们用各种蔬菜搭配富含蛋白质的食材, 为你提供所需要的一切营养。

有些食谱比较复杂, 做起来很花时间, 难度也不小, 如果遇到这种情况, 可以预先处理好食材, 准备得越充分, 做起来就越快。

时蔬炒芝麻鸡配香柠糙米饭

有什么比一份中餐外卖更美味? 如果有, 那一定是这道时蔬炒芝麻鸡配香柠糙米饭! 只要把准备好的所有食材全部放到烤盘上烤就行了, 根本不用开火! 本食谱选用上好的芝麻鸡鸡腿肉, 烤好的鸡肉汁水四溢。时蔬则可以按照自己的喜好进行调整。配套的主食可以选香柠糙米饭，也可以选其他蒸好的全麦谷物，哪怕是放进微波炉里 90 秒就能热好的速冻糙米饭也可以。如果你觉得自己选的主食不够香，加一些橙皮碎就可以让饭带有一股独特的柑橘清香。

📖 **时蔬炒芝麻鸡**（麸质过敏者、乳糖不耐受者适用）

本食谱所提供的分量为四人份。

主要食材：减盐大豆酱油三汤匙（如果你麸质过敏，可选用不含麸质的酱油），芝麻油两汤匙，天然奶油杏仁酱或花生酱两汤匙，米醋或苹果醋一汤匙，新鲜生姜末一汤匙，大蒜两瓣（切成末），橙汁四分之一杯，去骨瘦鸡腿肉一磅切丁（约 453.6 克），白菜片五杯，红色灯笼椒一个（切片），带籽小辣椒一个（切碎）。

装饰性食材：焙烤或者烘烤过的芝麻籽两汤匙，新鲜香菜叶或小葱片半杯

做法：1. 将烤箱预热到 450 华氏度（约 232.2 摄氏度）；

2. 将酱油、芝麻油、杏仁酱、醋、姜末和蒜末放进碗中混合均匀，加入少许橙汁；

3. 往调料碗中加入鸡肉，抓拌一下，让汤汁均匀地裹在鸡肉上，再加入白菜、红灯笼椒和辣椒碎，搅拌均匀；

4. 将处理好的食材放到烤盘上，均匀铺开后，烤制 25 分钟左右，烤至鸡肉变熟，蔬菜变色；

5. 撒上一些芝麻和小葱片，按照自己的口味酌情增加一点儿酱油，即可端上桌。

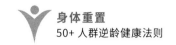

营养成分及其含量（以一人份为计量单位；包括装饰食材在内）：蛋白质含量29克，脂肪含量18克，碳水化合物含量14克，膳食纤维含量14克，钙含量138毫克，钾含量561毫克，钠含量706毫克，亮氨酸含量0.22克，维生素 C 含量175毫克，总热量326卡。

烹饪秘籍：要想节省时间，可以提前调好料汁。将酱油、芝麻油、杏仁酱、醋、姜末、蒜末和橙汁按比例调好，混合均匀后装进合适的容器里，放进冰箱冷藏，可以存放一周左右。还可以提前切好蔬菜，或者在超市里购买处理好的蔬菜。

📖 **香柠糙米饭**（麸质过敏者、乳糖不耐受者、蛋奶素食者和纯素食者适用）
本食谱所提供的分量为四人份。

主要食材：布朗香米一杯，低钠蔬菜汤或水一又三分之一杯（非素食者可以换成低钠鸡汤），橙汁半杯，海盐八分之一汤匙（可酌情增减），橙皮碎两汤匙（一个中等大小的橙子中约含有四分之一杯橙汁、三汤匙橙皮）。

做法：1. 将所有食材倒入平底汤锅中，混合均匀，大火煮至沸腾；

2. 盖上锅盖，调成小火，炖煮 40 分钟左右，煮到米饭变熟；

3. 将汤锅从灶上拿下来，静置 10 分钟左右，饭就煮好了。

营养成分及其含量（以一人份为计量单位）：蛋白质含量 5 克，脂肪含量 2 克，碳水化合物含量 38 克，膳食纤维含量 3 克，钙含量 5 毫克，钾含量 64 毫克，钠含量 121 毫克，维生素 C 含量 17 毫克，总热量 172。

整餐营养成分（以一人份为计量单位）：蛋白质含量 34 克，脂肪含量 20 克，碳水化合物含量 52 克，膳食纤维含量 7 克，钙含量 143 毫克，钾含量 625 毫克，钠含量 827 毫克，亮氨酸含量 0.22 克，维生素 C 含量 192

毫克,总热量 498 卡。

食谱中的鸡肉丁、白菜片和芝麻籽都可以用自己喜欢的同类食材进行替换,以下是一些替换建议:

你可以用老豆腐或者豆豉替换肉类,用西蓝花替换白菜片,还可以用烤过的花生替换芝麻籽。当然你也可以用煮熟的虾肉替代鸡肉,切一点儿芦笋或者撒一点儿青豆替换白菜片,再用烤好的杏仁片替换芝麻籽。

菜做多了怎么办?

把时蔬炒芝麻鸡和米饭混合,重新热一下就很好吃。加一点儿油,做成炒饭也很不错。

营养贴士:布朗香米原产于印度和巴基斯坦,是一种长粒的糙米,带有独特的坚果香气。布朗香米营养丰富,富含维生素 E 和叶酸,还含有镁和铜等矿物质,其中丰富的膳食纤维还能带来极强的饱腹感。

烤三文鱼配迷迭香烤南瓜

这道烤三文鱼配迷迭香烤南瓜十分美味,是可以放到镇上最好的餐馆里售卖的水平。当然,如果你比较赶时间,可以买烤好的三文鱼回去,但是三文鱼还是自己现烤味道更好。选三文鱼时要选大块一点儿的,这样才能补充足够的蛋白质,也可以搭配其他菜,比如本配方中的迷迭香烤南瓜。(不过你最好先决定要不要配烤南瓜这道菜,因为这道菜耗时很长,要在烤箱里烤上一个半小时左右。)

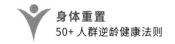

📖 **烤三文鱼**（麸质过敏者适用）

本食谱所提供的分量为四人份。

主要食材：嫩芝麻菜一包（约 141.7 克），小红洋葱半个切成细丁，香槟白醋或香槟醋四分之一杯，特级初榨橄榄油三汤匙，海盐四分之一汤匙，黑胡椒碎一汤匙，三文鱼排十盎司（约 283.5 克）切成四份，黄色灯笼椒两个（每个切四到五片），蓝纹奶酪碎四分之一杯，杏仁片或松仁四分之一杯（烘烤过更佳）。

做法：1. 中火预热烤架或者烤盘；

2. 找出一个大盘子或者四个小盘子，在盘内摆好芝麻菜和洋葱碎，放在一边备用；

3. 在量杯或者小碗中倒入醋、胡椒粉、盐和两汤匙橄榄油，混合均匀，做成油醋汁，放在一边备用；

4. 在三文鱼身上刷上一匙橄榄油；

5. 将三文鱼和灯笼椒放到烤盘上进行烤制，鱼肉那面朝下，如果可以分开烤制更好。每一面都烤制 4 至 5 分钟，直至三文鱼成熟，灯笼椒上出现焦痕；

6. 将烤好的灯笼椒切成薄片放到盘中，然后放上烤好的三文鱼，淋上油醋汁，撒上蓝纹奶酪碎和坚果即可端上锅。

营养成分及其含量（以一人份为计量单位）：蛋白质含量 20 克，脂肪含量 26 克，碳水化合物含量 12 克，膳食纤维含量 2 克，钙含量 147 毫克，钾含量 629 毫克，钠含量 374 毫克，维生素 B_{12} 含量 2.36 微克，亮氨酸含量 1.43 克，维生素 C 含量 176 毫克，总热量 350 卡。

烹饪秘籍：提前做好油醋汁可以省去很多麻烦，想吃的时候直接拿出来就好，放在冰箱可以保存一周。

三文鱼，选野生的还是人工养殖的？

"野生三文鱼"听起来就是一种原生态的美味，不是吗？一看到野生这个词，我们好像都能联想到《老人与海》的作者海明威从阿拉斯加冷冽的海水中捞出一条银色的三文鱼，一下子把它扔进人们的餐盘。野生的三文鱼营养价值可谓优越，比起人工养殖的三文鱼，其中所含的欧米伽-3脂肪酸更多，热量还更低。这也是为什么野生的三文鱼总是卖得更贵一些。不过，全球规模最大的海洋保护组织对82家餐馆和商店中所出售的野生三文鱼进行了样本调查，经过脱氧核糖核酸（DNA）测试后，发现其中绝大多数的标签都有问题，有69%的人工养殖三文鱼被标成了野生三文鱼进行售卖。这种情况在冬季会出现明显上升，因为冬季不是捕捞野生三文鱼的旺季，野生三文鱼产量不高。

食谱中的三文鱼排可以用自己喜欢的同类食材进行替换，以下是一些替换建议：

如果你不是很爱吃鱼，那么你可以用鸡排、牛排代替三文鱼排。如果你喜欢素食，则可以用大份的波多贝罗蘑菇饼代替，不过别忘了撒上一点儿坚果哦。

菜做多了怎么办？

不管你做哪种三文鱼沙拉，只要做多了，就可以夹进面包做成三明治，或者用卷饼卷起来吃，沙拉里的芝麻菜就算放久了有点儿发蔫，也不会对

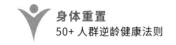
口感有太大影响。

📖 迷迭香烤南瓜（麸质过敏者、蛋奶素食者适用）

本食谱所提供的分量为四人份。

主要食材：冬南瓜一个（不去皮，对半切开，去籽），特级初榨橄榄油一汤匙半，新鲜迷迭香碎两汤匙或干迷迭香一汤匙，海盐一汤匙半，黑胡椒碎一汤匙半，蓝纹奶酪碎一汤匙半或烤过的松仁（也可以将两者混合）

做法：1. 将烤箱预热到 350 华氏度（约 176.7 摄氏度）；

2. 在南瓜的切面上刷上橄榄油，撒上迷迭香、海盐和黑胡椒碎，放到带框的烤盘里，切面朝上，用锡纸裹好；

3. 烤制 45 分钟；

4. 打开烤箱，取下锡纸，再将南瓜烤 45 至 50 分钟，直到能用叉子轻松扎透，表面微微发棕；

5. 在烤好的南瓜上撒上蓝纹奶酪碎或者松仁，即可端上桌。

营养成分及其含量（以一人份为计量单位）：蛋白质含量 5 克，脂肪含量 5 克，碳水化合物含量 41 克，膳食纤维 7 克，钙含量 185 毫克，钾含量 1218 毫克，钠含量 934 毫克，维生素 B$_{12}$ 含量 0.04 微克，亮氨酸含量 0.26 克，维生素 C 含量 71 毫克，总热量 200 卡。

整餐营养成分（以一人份为计量单位）：蛋白质含量 25 克，脂肪含量 26 克，碳水化合物含量 53 克，膳食纤维含量 9 克，钙含量 332 毫克，钾含量 1847 毫克，钠含量 1308 毫克，维生素 B$_{12}$ 含量 2.4 微克，亮氨酸含量 1.69 克，维生素 C 含量 247 毫克，总热量 550 卡。

📖 德国风味牛排配土豆沙拉（麸质过敏者、乳糖不耐受者适用）

我猜，你没料到会在一个瘦身食谱中看到牛排和土豆这两种食物吧。平时吃这两道菜能够大量补充蛋白质，夏天在户外烧烤的时候，它们也是很好的选择！

本食谱所提供的分量为四人份。

主菜食材：冷冻青豆一杯，小土豆一磅半（含量为四杯，约 680.4 克，切成两半），牛肋排一磅半（除去肥肉，约 680.4 克），特级初榨橄榄油一汤匙，盐半汤匙，黑胡椒碎四分之一汤匙，小番茄一杯（约 15 至 16 个），红洋葱丁半个切丁（约为一杯的量），豆瓣菜三杯（如果买不到可以用芝麻菜代替）。

调味汁配料：苹果醋或红酒醋四分之一杯，特级初榨橄榄油一汤匙，新鲜欧芹碎两汤匙，法式芥末酱一汤匙，细香葱碎四分之一杯，烟熏辣椒粉半汤匙，盐和黑胡椒适量

做法：1. 将烤箱预热到 400 华氏度（约 204.4 摄氏度），用中高火预热烤架；

2. 将冷冻青豆倒入沸腾的开水中焯一下，煮上一分半钟，然后快速捞出控水；

3. 煮土豆，时间控制在 15 分钟左右，直到土豆变熟，能用叉子轻松扎透，但不要煮过头了。煮好后用冷水冲洗放凉；

4. 煮土豆时，用橄榄油、盐和黑胡椒碎腌制一下牛排；

5. 将牛排送入烤箱，烤制 10 分钟左右，直到牛排内部温度达到 135 华氏度（约 57.2 摄氏度）。如果你喜欢吃老一点儿的，可以多烤一会儿；

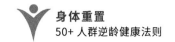

6. 烤制牛排时，处理一下小番茄。将小番茄放到带框的烤盘上，烤 15 分钟左右，烤至表皮起泡；

7. 从烤箱中取出牛排，静置 10 分钟，待汁水稳定下来再切片；

8. 拿出一个小碗，加入所有调味的配料，混合均匀；

9. 再找出一个大碗，将煮熟的土豆、青豆、小番茄、洋葱丁、豆瓣菜和调好的料汁拌在一起；

10. 把牛排放到拌好的土豆沙拉上，装在大盘子里即可端上桌供全家享用，也可以分成均匀的四份。

营养成分及其含量（以一人份为计量单位）：蛋白质含量 39 克，脂肪含量 15 克，碳水化合物含量 25 克，膳食纤维含量 6 克，钙含量 88 毫克，钾含量 1039 毫克，钠含量 507 毫克，维生素 B_{12} 含量 7.06 微克，亮氨酸含量 0.05 克，维生素 C 含量 26 毫克，总热量 390 卡。

烹饪秘籍：为了节省时间，可以提前配好沙拉调味料，把土豆提前煮好。还可以先把青豆焯水，用的时候再取。

荞麦冷面（麸质过敏者、乳糖不耐受者、蛋奶素食者适用）

本配方中的荞麦冷面，调料中特意添加了花生酱，口味浓香。将煎豆腐作为配菜，不仅美味，还能补充蛋白质。豆腐质地特殊，烹调后十分入味，如果你想吃到更美味的豆腐，还可以提前用调料腌制一下。食谱中的豆腐，你可以用任何富含蛋白质的食材代替，比如豆豉、大虾、鸡肉、牛肉、猪肉和鱼肉，这些食材和荞麦冷面都很搭。

本食谱所提供的分量为四人份。

配菜食材：喷雾式食用油，老豆腐 12 盎司（约 340.2 克），切成半英

寸（约 1.2 厘米）见方的小块备用

酱料配料：奶油花生酱四分之一杯，减盐大豆酱油两汤匙（如果麸质过敏，记得选用无麸质酱油），红酒醋两汤匙，芝麻油一汤匙，香菜叶碎一汤匙，蜂蜜一汤匙，三巴辣椒酱（译者注：三巴辣椒酱是马来西亚传统用餐佐料，主要原料为辣椒和蒜）一汤匙（可选可不选）。

主食食材：四盎司半（约 127.6 克）100% 荞麦干面条（按照包装上的说明煮熟后过凉水），黄瓜两根（切成细丝），中等大小的胡萝卜一根（切成细丝），青洋葱五个（切成薄片），毛豆一杯（煮熟后去壳），中等大小的红灯笼椒一个（切成薄片），墨西哥辣椒碎一勺（可选可不选），香菜叶碎三分之一杯（用作装饰），花生碎两汤匙（用作装饰）。

做法：1. 在中号的煎锅里喷上少许食用油。用中火煎豆腐块，直到每面都煎成棕色；

2. 拿出一个小碗调配酱料，将所有的配料混合，搅拌均匀，直到酱料呈现出奶油般的质地；

3. 找一个大碗，将除了香菜碎和花生碎以外的食材全部放进去，搅拌均匀后放上煎好的豆腐；

4. 淋上调配好的酱料，开始搅拌，直到面条和豆腐都均匀地裹上料汁；

5. 在拌好的冷面上撒上香菜碎和花生碎，端上桌供全家享用，也可以均匀分成四份。

营养成分及其含量（以一人份为计量单位）：蛋白质含量 25 克，脂肪含量 22 克，碳水化合物含量 43 克，膳食纤维含量 6 克，钙含量 217 毫克，钾含量 574 毫克，钠含量 480 毫克，亮氨酸含量 0.1 克，维生素 C 含量 56 毫克，总热量 456 卡。

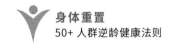

美味浓汤、营养配菜、健康沙拉

以下呈现的食谱不是完整的一餐，也就是说，只吃以下食谱中的食物是无法满足每餐对蛋白质和膳食纤维的营养需求的。如果你做好了一道像烤鱼肉、烤牛排或者炙烤鸡肉这种简单的富含蛋白质的主菜，这时候就可以从本部分的食谱里选一个作为搭配。另外，由于这些配菜中也含有不少蛋白质和膳食纤维，你也可以按比例调整成小份，作为零食食用。

📖 姜辣蔬菜浓汤（麸质过敏者适用，素食者使用替代品后适用）

本食谱所提供的分量为六人份。

主要食材：喷雾式食用椰子油，洋葱一杯（切丁），去皮生姜一汤匙（切成碎末），低钠鸡汤或低钠蔬菜汤两杯，胡萝卜一磅（重约 453.6 克，去皮切成块），胡萝卜片四分之一杯（用作装饰），去皮大梨子两个（切丁），月桂叶一片，脱脂奶精、不含乳糖的杏仁奶精或低脂椰子奶精一杯半，盐和黑胡椒适量，小茴香四分之一杯（用作装饰）。

做法：1. 找一口大号炖锅，喷上适量椰子油，中火加热，倒入洋葱翻炒，直到洋葱变得软而透明；

2. 加入姜末同炒 1 至 2 分钟；

3. 往锅中倒入鸡汤、胡萝卜块、梨子丁和月桂叶和海盐开始炖煮，半盖着盖子，直到胡萝卜被煮软；

4. 撇去月桂叶不用，将炖好的汤分两次放入料理机中搅打，按照自己的喜好调整浓稠度，再加入盐和黑胡椒调味；

5. 将经过搅打的浓汤倒入锅中重新加热，即可端上桌。也可以待凉透之后放入冰箱冷藏两小时，然后再端上桌，用胡萝卜片和小茴香作为装饰。

营养成分及其含量（以一人份为计量单位）：蛋白质含量 5 克，脂肪含量 2 克，碳水化合物含量 20 克，膳食纤维含量 5 克，钙含量 104 毫克，钾含量 598 毫克，钠含量 142 毫克，维生素 B$_{12}$ 含量 0.39 微克，亮氨酸含量 0.07 克，维生素 C 含量 11 毫克，总热量 146 卡。

营养贴士：生姜可以缓解胃部不适和头晕恶心，还有益于口腔健康。生姜中的复合姜辣素能消灭口腔中的一些有害细菌，帮助我们保持口腔洁净、口气清新。

📖 香烤红薯（麸质过敏者、乳糖不耐受者、蛋奶素食者适用）

香烤红薯可谓是完美的配餐主食，它尝起来甜糯可口，还能为身体补充膳食纤维。加上一份烤火鸡胸或者火鸡汉堡，就是很好的一餐。这道菜也很适合在感恩节的时候做！

本食谱所提供的分量为四人份。

主菜食材：带皮大红薯 3 个（重约 680.4 克，切成块，不去皮是为了保留更多维生素和矿物质），特级初榨橄榄油一汤匙，椰子油半汤匙，肉桂粉一汤匙，肉豆蔻粉四分之一汤匙。

酱料配料：橙子一个，取橙汁和橙皮备用（橙汁约为两汤匙的量），柠檬一个，取柠檬汁和柠檬皮备用（柠檬汁约为一汤匙的量），新鲜生姜末半汤匙，蜂蜜两汤匙，特级初榨橄榄油一汤匙，红酒醋半汤匙，盐和黑胡椒适量

装饰性食材：榛子碎两汤匙，新鲜石榴籽四分之一杯

做法：1. 将烤箱预热到 400 华氏度（约 204.4 摄氏度）；

2. 将红薯块放进带框的烤盘中；

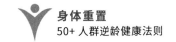

3. 拿出一个小碗，放入橄榄油、椰子油、肉桂粉和肉豆蔻粉，混合均匀，然后倒在红薯块上，让红薯块均匀地裹上香料；

4. 将处理好的红薯块放入烤箱，烤制 20 至 30 分钟，直到红薯肉可以用叉子轻松扎透，注意火候，不要烤成糊状；

5. 烤红薯时可以制作一下酱料。拿出一个小碗，将所有配料混合均匀，酱料就做好了；

6. 拿出一个大碗，倒入烤好的红薯块，淋上酱料，混合均匀，让红薯块吸走大部分汤汁；

7. 将拌好的红薯块装进浅口盘里，淋上剩下的酱料。最后撒上一些榛子碎和石榴籽做点缀，即可端上桌。

营养成分及其含量（以一人份为计量单位）：蛋白质含量 2 克，脂肪含量 10 克，碳水化合物含量 33 克，膳食纤维含量 4 克，钙含量 43 毫克，钾含量 409 毫克，钠含量 56 毫克，亮氨酸含量 0.13 克，维生素 C 含量 8 毫克，总热量 219 卡。

营养贴士：肉桂可以舒缓体内炎症。它能阻止身体释放一种会诱发炎症的物质，这种物质名叫花生四烯酸。作为一种美味的香料，肉桂用途极广，烤面包的时候可以用，烤苹果的时候可以用，可以加进任何要烤的食物中，也可以加进喜欢的炖菜里。

📖 **蒜香菠菜配奶酪脆片**（麸质过敏者、乳糖不耐受者和蛋奶素食者适用）

作为一道配菜，这道蒜香菠菜配烤奶酪脆口味清淡，吃下去会让你心满意足。搭配上牛排和烤土豆，就是一份又健康又好吃的晚餐。如果你不喜欢吃牛排，用其他的肉类和蔬菜代替就好，这道菜是百搭的。

本食谱所提供的分量为四人份。

主要食材：干酪碎四汤匙，特级初榨橄榄油两汤匙，红葱头两根（切成薄片，约为一杯的量），大蒜四瓣，新鲜菠菜十八盎司（约510.3克），盐和黑胡椒适量。

做法：1. 将烤箱预热到375华氏度（约190.6摄氏度）；

2. 在烤盘上抹一些油，开始制作奶酪脆片。舀半汤匙奶酪碎放在烤盘上，压成像煎饼一样圆圆的薄片，四汤匙奶酪可以做八个奶酪片；

3. 将奶酪片放入烤箱，烤制3至5分钟，烤制过程中注意火候，因为奶酪片会熟得很快。烤到奶酪片表面变成棕色后从烤箱中取出，静置片刻，等待奶酪片变脆；

4. 在浅口的平底锅里倒入橄榄油，中火加热。放入红葱头片翻炒，葱片变成透明色后加入大蒜，再炒1分钟左右；

5. 倒入一部分菠菜，继续翻炒，炒软后再加入剩下的菠菜，继续翻炒直至变软；

6. 将炒好的菜装盘，顶部放上奶酪脆片进行装饰，加入适量的盐和黑胡椒进行调味后即可端上桌。

营养成分及其含量（以一人份为计量单位）：蛋白质含量8克，脂肪含量10克，碳水化合物含量9克，膳食纤维含量64，钙含量283毫克，钾含量789毫克，钠含量274毫克，亮氨酸含量0.04克，维生素C含量39毫克，总热量164卡。

烹饪秘籍：有的干酪尝起来很咸，烤过之后咸味更加突出。因此，菜做好后加不加盐都可以。做菜时不妨多做一些奶酪脆片，可以当成零食吃，放进沙拉还能让口感和风味都提升一个层次。

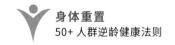
📖 **农场沙拉配烤蒜酱**（麸质过敏者、蛋奶素食者适用）

农场沙拉中添加了各种各样的蔬菜，色香味俱全，口感层次丰富。你可以加入任何当季时蔬。农场沙拉热量很低，口味清淡，配着烤好的小羊排和糙米吃再好不过。也可以搭配其他富含蛋白质的食物及谷物。

本食谱所提供的分量为四人份。

主菜食材：中等大小的西葫芦（竖着切成两半后，切成半圆形的薄片，约为两杯的量），中等大小的黄南瓜一个（竖着切成两半后，切成半圆形的薄片，约为两杯的量），大红洋葱一个（切成环形的片，约为一又四分之一杯的量），中等大小的红色灯笼椒一个（切成薄片），芦笋十二根（切去尾部，对半切开），小番茄一杯，特级初榨橄榄油两汤匙，盐和黑胡椒适量，长叶莴苣一棵（切碎）。

调味汁配料：大蒜八瓣（不剥皮，切去头部），特级初榨橄榄油一汤匙半，法式芥末酱一汤匙，蜂蜜一汤匙，香醋三汤匙，干百里香四分之一汤匙，干牛至半汤匙，盐和黑胡椒适量

做法：1. 将烤箱预热到 375 华氏度（约 190.6 摄氏度）；

2. 找一个大碗，倒入橄榄油，将除了长叶莴苣之外所有处理好的蔬菜全部放进去搅拌均匀，加入适量的盐和黑胡椒调味。然后装进带框的烤盘中，烤制 30 至 35 分钟，或者烤至所有蔬菜熟透，微微呈现棕色，但口感依旧保持脆硬；

3. 制作调味汁。往大蒜上抹上半汤匙的橄榄油，撒上少许盐和黑胡椒，用锡纸包好，放进烤箱中烤制 30 至 40 分钟，直到所有蒜瓣都被烤软，呈现棕色。放凉后挤出蒜泥，蒜皮扔掉不用；

4. 将烤好的蒜泥、一汤匙橄榄油、法式芥末酱、蜂蜜、香醋、干百里

香和干牛至放进料理机高速搅打至顺滑。如果觉得调味汁过于浓稠，可以加一汤匙水稀释一下。然后撒上盐和黑胡椒调味，放在一边备用；

5. 将烤好的蔬菜从烤箱中取出，稍稍放凉。碗底铺上长叶莴苣，倒入烤好的蔬菜，淋上调味汁，搅拌均匀后即可端上桌。

营养成分及其含量（以一人份为计量单位）：蛋白质含量 6 克，脂肪含量 11 克，碳水化合物含量 30 克，膳食纤维含量 8 克，钙含量 120 毫克，钾含量 1105 毫克，钠含量 69 毫克，亮氨酸含量 0.18 克，维生素 C 含量 95 毫克，总热量 228 卡。

烹饪秘籍：为了缩短烹饪时间，你可以去超市的生鲜蔬菜区购买预处理过的用于烧烤的生蔬菜（比如洋葱、辣椒、西葫芦、蘑菇和芦笋）。

教你自制健康的酱料和调味汁

当自己在家做饭成为一种习惯，你在烹饪方面也会渐渐得心应手，这样你就可能想要试着调整一下食谱，让自己手中的菜品焕然一新、更具风味。

但遗憾的是，超市里售卖的瓶装酱料往往糖分超标，哪怕是以健康为卖点的沙拉酱也不能幸免。不信的话，下次去超市的时候拿起自己平时爱吃的酱料看看成分表，你会发现，水和糖一定排在含量最高的前三位里。那么，既然我们都自己在家做饭了，当然也可以自制调味汁和酱料，又好吃又健康，何乐而不为呢？

吉利根岛酱（麸质过敏者、乳糖不耐受者、蛋奶素食者和纯素食者适用）

吉利根岛酱将辛辣的姜和酸酸的柑橘结合在一起，极具热带风味，可

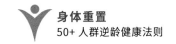
以拿来拌蔬菜沙拉、水果沙拉，也可以拿来腌制鸡肉或者鱼肉。

本食谱所提供的分量为八人份，一人份的酱料约为两汤匙多一点儿。

主要食材：橙汁三汤匙，姜末半汤匙，橙皮碎四分之一汤匙，肉桂粉一汤匙，肉豆蔻粉四分之一汤匙，核桃油、菜籽油或者其他植物油三汤匙。

做法：1. 将橙汁、姜末、橙皮碎、肉桂粉和肉豆蔻粉放入碗中，用手动搅拌器搅打均匀；

2. 然后加入植物油搅拌，直到所有原材料混合均匀。

营养成分及其含量（以一人份为计量单位）：蛋白质含量 0.07 克，脂肪含量 5 克，碳水化合物含量 1 克，膳食纤维含量 0.22 克，钙含量 4 毫克，钾含量 15 毫克，钠含量 0.13 毫克，亮氨酸含量 0 克，维生素 C 含量 3 毫克，总热量 49 卡。

📖 樱桃油醋汁（麸质过敏者、乳糖不耐受者、蛋奶素食者和纯素食者适用）

樱桃油醋汁用来拌沙拉很好吃，烤味道浓烈的鱼类比如三文鱼时也可以用上，在烘烤前舀上几汤匙淋在鱼肉上即可。

本食谱所提供的分量为十人份。

主要食材：新鲜甜樱桃或冷冻甜樱桃五个，红葱头一个（切碎），红酒一汤匙，香醋一汤匙，特级初榨橄榄油八汤匙，盐和黑胡椒适量。

做法：1. 将樱桃捣成泥状，可以用料理机搅打，也可以手动捣碎，还可以用土豆搅拌器；

2. 拿出一个碗，将红葱头碎、红酒、香醋和樱桃泥混合到一起，搅拌至完全融合；

3. 将橄榄油慢慢倒进醋汁中，一边倒一边搅拌，直至完全融合；

4. 加入适量的盐和黑胡椒调味。

营养成分及其含量（以一人份为计量单位）：蛋白质含量 0.23 克，脂肪含量 11 克，碳水化合物含量 2 克，膳食纤维含量 0.28 克，钙含量 4 毫克，钾含量 39 毫克，钠含量 1 毫克，亮氨酸含量 0.01 克，维生素 C 含量 0.85 毫克，总热量 107 卡。

西班牙风味万能底酱（麸质过敏者、乳糖不耐受者、蛋奶素食者和纯素食者适用）

在拉美地区居民和加勒比群岛地区居民的餐桌上，本配方里的底酱是一位常客。可以放进各种炖菜和汤品里，也可以加到鸡肉、猪肉、米饭和豆子等菜肴中当作底酱。做好后放进冰箱冷藏，可以保存三到四天。

本食谱所提供的分量为六人份。

主要食材：特级初榨橄榄油两汤匙，白洋葱碎一杯，红色、黄色和橙色灯笼椒碎一杯，小番茄一杯半（切片），烟熏辣椒粉一汤匙，盐适量，大蒜五瓣切成蒜末（可酌情增减），新鲜香菜碎一杯半。

做法：1. 找出一口大号炒锅，倒入橄榄油，中火加热。倒入洋葱碎、辣椒碎、番茄片、辣椒粉和盐，混合均匀后，小火烹饪 15 分钟左右，不用盖锅盖；

2. 加入蒜末再烹调 5 分钟左右，时不时翻拌一下，再加入香菜碎，混合均匀。趁热端上桌。

营养成分及其含量（以一人份为计量单位）：蛋白质含量 1 克，脂肪含量 5 克，碳水化合物含量 6 克，膳食纤维含量 2 克，钙含量 15 毫克，钾含

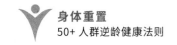

量 209 毫克，钠含量 6 毫克，亮氨酸含量 0.03 克，维生素 C 含量 40 毫克，总热量 75 卡。

烹饪秘籍：一次可以多做一点儿底酱，倒进冰格里冻成方块。用保鲜袋包好放在冰箱冷冻，需要时即可取用。

自制零食，营养又美味

在两顿正餐的间隔期间，吃一点儿富含蛋白质和膳食纤维的零食，不仅能赶走饥饿，还能补充营养。零食不能乱吃多吃，要有意识地吃。首先要选既好吃又有营养的零食。其次，吃零食就是为了补充更多蛋白质和膳食纤维，那么我们所吃的每份零食中，膳食纤维含量不能低于 2 克，热量则不能超过 300 卡。

我们中的绝大多数人通常都不会自己做零食，不过，我相信你看完本部分的食谱后，一定会忍不住试一试，因为这些零食真的非常美味，还有益于身体健康。吃什么零食也是可以进行调整的，你可以根据自己的需求、饥饿程度和精力状况选择不同的零食。

📖 **果蔬纸杯蛋糕**（蛋奶素食者适用）

果蔬纸杯蛋糕含有丰富的蛋白质，味道极佳。为了补充膳食纤维，吃的时候可以配上一点儿水果片。这个蛋糕也可以当成早餐或者开胃前菜吃。

本食谱所提供的分量可做 12 个。

主要食材：喷雾式芥花籽油，中筋面粉少许（用于防粘连），洋葱丁一杯，黄色灯笼椒丁四分之一杯，红色灯笼椒丁四分之一杯，橙色灯笼椒丁四分之一杯，绿色灯笼椒丁四分之一杯，新鲜蒜末两汤匙，新鲜菠菜两杯

（切成细丝），鸡蛋两个，蛋清一杯（或取八个新鲜鸡蛋的蛋清），马苏里拉奶酪碎或杏仁奶酪碎四分之一杯。

做法：1. 将烤箱预热到 325 华氏度（约为 162.8 摄氏度）；

2. 将纸杯蛋糕的纸托放在铁质模具上，底部喷上少许食用油，撒上一点儿面粉防止粘连；

3. 在炒锅里喷上适量油，加热后将洋葱和切好的灯笼椒丁倒入锅中翻炒，炒制 2 至 5 分钟，直至所有蔬菜被炒软，炒制过程中用木勺不断翻动，注意不要炒成糊状。加入蒜末，再炒 30 秒左右，然后倒入菠菜丝炒软；

4. 将炒好的蔬菜倒进中号的碗中放凉；

5. 拿出另一个碗，打入鸡蛋，倒入蛋清，搅拌均匀。在蛋液中加入奶酪碎，然后倒进装蔬菜的碗里，和炒好的蔬菜混合在一起；

6. 将蔬菜蛋液糊均匀分成 12 等份，倒进模具；

7. 烤制 20 至 25 分钟，直到蛋糕顶部变硬，呈现淡淡的棕色；

8. 将烤好的蛋糕从烤箱中取出，趁热端上桌。或者静置放凉后放进冰箱，可以储存三到四天。

营养成分及其含量（以一个蛋糕为计量单位）：蛋白质含量 4 克，脂肪含量 1 克，碳水化合物含量 3 克，膳食纤维含量 1 克，钙含量 31 毫克，钾含量 121 毫克，钠含量 66 毫克，维生素 B_{12} 含量 0.13 微克，亮氨酸含量 0.2 克，维生素 C 含量 20 毫克，总热量 42 卡。

📖 **营养酵母爆米花**（麸质过敏者、乳糖不耐受者、蛋奶素食者和纯素食者适用）

本食谱所提供的分量为两人份。

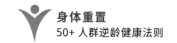

主要食材：爆米花专用玉米三分之一杯，特级初榨橄榄油一汤匙，盐四分之一汤匙，营养酵母粉一汤匙（依口味酌情增减）。

做法：1. 将爆米花专用玉米粒放入空气炸锅中炸制；

2. 在炸好的爆米花上淋少许橄榄油；

3. 在爆米花上撒少许盐和酵母粉；

4. 翻拌均匀，按照自己的口味进行调味后即可食用。

营养成分及其含量（以一人份为计量单位）：蛋白质含量 9 克，脂肪含量 9 克，碳水化合物含量 37 克，膳食纤维含量 11 克，钙含量 0 毫克，钾含量 120 毫克，钠含量 293 毫克，维生素 B_{12} 含量 9 微克，亮氨酸含量 0 克，维生素 C 含量 0 毫克，总热量 229 卡。

食谱调整建议：为了增添风味，可以加其他调料，比如辣椒碎、辣椒粉、孜然、罗勒、黑胡椒、姜黄粉和硬面包圈调味料。